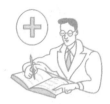

U0308692

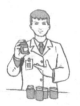

糖尿病怎么吃

李章 编著

天津出版传媒集团

天津科学技术出版社

图书在版编目（CIP）数据

糖尿病怎么吃 / 李章编著 . -- 天津：天津科学技
术出版社，2013.1（2023.9 重印）

ISBN 978-7-5308-7620-6

Ⅰ.①糖… Ⅱ.①李… Ⅲ.①糖尿病—食物疗法
Ⅳ.① R247.1

中国版本图书馆 CIP 数据核字（2012）第 299375 号

糖尿病怎么吃

TANGNIAOBING ZENME CHI

策 划 人：杨　譞

责任编辑：梁　旭

责任印制：兰　毅

出　　版： 天津出版传媒集团
　　　　　 天津科学技术出版社

地　　址：天津市西康路 35 号

邮　　编：300051

电　　话：（022）23332490

网　　址：www.tjkjcbs.com.cn

发　　行：新华书店经销

印　　刷：三河市嘉科万达彩色印刷有限公司

开本 720×1020　1/16　印张 16　字数 280 000
2023 年 9 月第 1 版第 5 次印刷
定价：45.00 元

前言
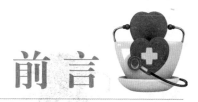

Foreword

　　糖尿病名列人类十大死因第四位，正严重威胁着人们的健康。更可怕的是，血糖值过高还会引起冠心病、心脏病、高血压等一系列并发症。饮食结构不合理是导致糖尿病的罪魁祸首！具体说来，饮食失衡、对食物的追求过于精细等都会诱发和加重糖尿病。此外，糖尿病还有很强的家族遗传性，这和家庭的饮食习惯也有着不小的关系。

　　因此，糖尿病说到底就是一种生活方式病，正确地吃饭，是治疗糖尿病的关键环节。饮食治疗对控制糖尿病是最为重要的，任何一种糖尿病类型，任何一位糖尿病病人，在任何时间内都需要进行糖尿病的饮食治疗。通过饮食调节，可以将糖尿病对生活的影响降到最低，避免糖尿病并发症。

　　但说到饮食调节，并不等于一味地节食，并非像许多人所认为的，得了糖尿病了，这也不能吃，那也不能吃，而是让糖尿病患者坚持健康、科学的饮食方式，掌握一套不可不知、不可不备的食疗"秘诀"。

　　本书依据历代医家对糖尿病饮食的研究，汇集了糖尿病护理专家多年的实际护理经验，根据患者的需要，从食疗的各个方面对患者做出详细指导。在系统介绍糖尿病相关的基础知识、日常饮食原则、营养攻略、每日所需食物总量计算方法等基础上，详细阐述了从日常生活中精选出来的能有效调节血糖的食材，对每一种食材的保健养生功效、调节血糖的机制、最健康的食用方法等做了详细解读，还介绍了几十道为糖尿病患者特制的美味菜肴及对症食谱供读者参考。

　　战胜糖尿病，从吃对食物开始。本书旨在让读者吃得更明白、更健康，帮其利用饮食逐步改善病情，堪称通过合理规划饮食来防治糖尿病的实用宝典。衷心祝愿所有患有糖尿病的朋友都能掌握正确的饮食原则和方法，最终达到"随心所欲而不逾矩"的境界，可以广泛地选择丰富、美味的食物，既能防治病情又能吃得开心，尽量少降低生活质量，早日康复！而没有患上糖尿病的朋友，则可以通过在日常生活中注意饮食，将糖尿病远远推开。

目 录
CONTENTS

第1章 认识糖尿病的5个关键词

第2章 防治糖尿病的2大营养攻略

第3章 战胜糖尿病的6大饮食技巧

第4章 糖尿病食疗的20个问题

第5章 可降糖的57种食材

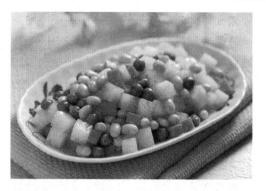

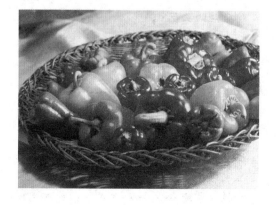

第6章 为糖尿病患者特制的65道美味菜肴

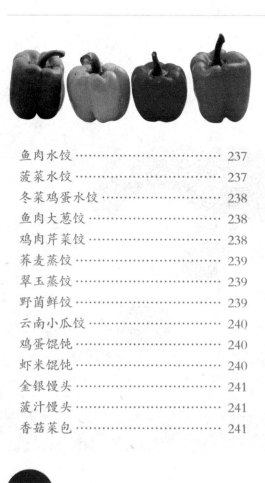

第7章 10类糖尿病患者的对症食谱

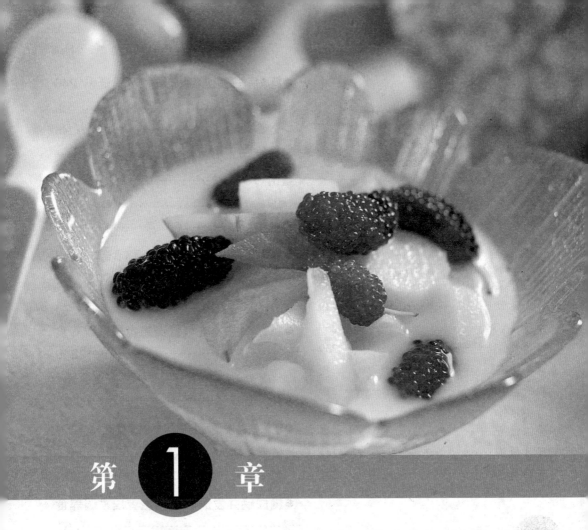

第 1 章

认识糖尿病的5个关键词

糖尿病正严重威胁人们的健康,它在人类十大死因中名列第四位。但是,遗憾的是,大多数患者并不了解自己的病情,对糖尿病的认识也非常有限。俗话说:"知己知彼,方能百战不殆。"要战胜糖尿病,就必须先了解它。那么,就让我们通过5个关键词来认识糖尿病吧。

关键词1：糖尿病

糖尿病的表现就是"血糖值偏高"。"血糖值"指的是"血液中葡萄糖浓度的数值"。当血液中的葡萄糖浓度持续过高，即是得了糖尿病。

⊙糖尿病的几种类型

糖尿病有以下四种类型：

（1）Ⅰ型糖尿病

以前也称胰岛素依赖型糖尿病，Ⅰ型糖尿病患者的发病是因为胰腺不能产生足够的胰岛素，大部分患者的发病期是在儿童期和青春期。

（2）Ⅱ型糖尿病

也叫成人发病型糖尿病，多在35～40岁之后发病，占糖尿病患者的90%以上。Ⅱ型糖尿病患者体内产生胰岛素的能力只是部分丧失，有的患者体内胰岛素甚至产生过多，但胰岛素的作用效果却很差，使患者体内的胰岛素相对缺乏。患者可以通过某些口服药物刺激体内胰岛素的分泌。但到后期仍有部分病人需要像Ⅰ型糖尿病那样进行胰岛素治疗。胰岛素依赖型糖尿病和非胰岛素依赖型糖尿病是以前对Ⅰ型和Ⅱ型糖尿病的称呼，由于这种称呼容易引起糖尿病患者对胰岛素治疗的误解，现在已基本上不使用了。

（3）妊娠糖尿病

是指妇女在怀孕期间患上的糖尿病。临床数据显示有2%～3%的女性在怀孕期间会发生糖尿病，患者在妊娠之后糖尿病症状会自动消失。妊娠糖尿病更容易发生在肥胖和高龄产妇中，有将近30%的妊娠糖尿病妇女有可能成为Ⅱ型糖尿病患者。

（4）其他特殊类型的糖尿病

是指既非Ⅰ型也非Ⅱ型，又与妊娠无关的糖尿病，包括胰腺疾病或内分泌疾病引起的糖尿病、药物引起的糖尿病以及遗传疾病伴有的糖尿病等。其他特殊类型的糖尿病虽然病因复杂，但患者还不到糖尿病患者总数的1%。

⊙糖尿病是如何生成的

糖尿病除5%的人群属遗传外，大部分是后天生成的。随着社会的进步和发展，人们生活水平的提高，人们摄取高脂肪、高热量的饮食太多，平时又缺乏运动，生活无规律，导致肥胖，引起血黏度、甘油

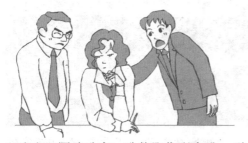

三酯和胆固醇升高，致使脂代谢紊乱，引起糖耐量异常。由于血液中糖、脂肪、蛋白质代谢紊乱，体内毒素增多，肝脏的解毒功能严重受损，心脏泵血无力、血路不畅，直接伤害到胰腺，导致胰岛素缺乏，形成糖尿病，并伴有高血压、高血脂、高血黏等一系列疾病。近年来糖尿病在世界范围内疾速流行，从它的患病率变化趋势来看，形势不容乐观，被公认为全世界的三大疾病之一。

⊙糖尿病对人体健康的危害

如果认为糖尿病只是一种糖代谢的不正常，对健康没有什么危害的话，那就大错特错了，糖尿病对健康的危害是很大的。因为糖是人体能量供应的主要物质，是为大脑、心脏等重要脏器提供热能的主要来源。只有人体的血糖水平保持在一定范围之内，才能保证各脏器功能正常运行，一旦糖代谢发生紊乱，就会造成机体三大物质代谢紊乱，甚至危及生命。

（1）使脂肪代谢紊乱

血糖浓度高到超过肾糖阈时，肾小球滤过的葡萄糖就有部分不能被肾小管吸收，葡萄糖就会通过尿液的排出而流失，机体就开始动用脂肪供给热量。但由于机体胰岛素的缺乏或对胰岛素不敏感，又引起了脂肪代谢紊乱，如高甘油三酯血症、血中极低密度脂蛋白升高、高密度脂蛋白降低及游离脂肪酸增加等。当人体内胰岛素严重缺乏时，脂肪组织就会大量分解，随之产生的酮体在体内脂肪分解后堆积，可使血酮体升高，造成酮血症，甚至酮症酸中毒及昏迷。

（2）使患者抵抗力下降，容易患其他疾病

糖代谢紊乱时，肌肉和肝脏的蛋白质合成减少，分解增加，呈负氮平衡状态，而蛋白质分解的产物又是体内合成糖和生成酮体的原料，这是造成高血糖及酮症酸中毒的原因之一。由于蛋白质代谢呈负氮平衡状态，患者出现肌肉萎缩及疲乏无力。而人体抵抗疾病的抗体也是由蛋白质合成的，所以抗体形成减少，抵抗力下降，糖尿病患者容易患结核病、皮肤坏疽、毛囊炎、泌尿系统感染及真菌性阴道炎等。

（3）使电解质紊乱，可能危害到生命

另外，糖尿病患者存在的长期高血糖状态会使细胞外液渗透压增加，细胞内水分被吸到细胞外，造成细胞内脱水。同时，高血糖还可增加渗透压，使大量水、钠、钾、镁等电解质从尿中排出，引起患者体内水及电解质代谢紊乱。当血糖过高时，还可引起高渗性昏迷、酮症酸中毒昏迷、乳酸性酸中毒昏迷等，如果不及时抢救常常会导致死亡。

（4）引发血管、神经并发症

糖尿病患者慢性高血糖还可导致毛细血管基底膜糖蛋白合成增加，基底膜增厚，血管内皮细胞增生，周围细胞退变，管壁薄弱，通透性增加，加上脱水、血液黏性增加和血流缓慢等，可引起糖尿病慢性并发症，如糖尿病视网膜病变、糖尿病肾病、糖尿病神经病变和糖尿病性心脏病等。高血糖可引发一系列血流动力学变化，如血脂升高、血液黏度增加及糖尿病患者的大血管病变，主要是冠心病、动脉粥样硬化、下肢动脉硬化及脑血管病变等。

（5）使病情加重，影响正常生活

长期高血糖状态对胰岛细胞不断刺激，加重了胰岛细胞的负担，使胰岛功能衰竭，病情进一步加重，进入恶性循环。

据世界卫生组织糖尿病专家统计，因糖尿病引起的失明的患者比一般人群高出10～23倍；糖尿病患者并发冠心病比一般人群高3～5倍；糖尿病性坏疽和截肢比一般人高20倍；脑血管病比一般人群高2～4倍；高血压病比一般人群高17倍。目前糖尿病所导致的死亡率仅次于心血管、脑血管和肿瘤性疾病的死亡率。

⊙哪些人易患糖尿病

目前，国内外的专家学者均认为：肥胖、运动不足、生活不规律是糖尿病的三大致病要素。同时糖尿病与遗传、情绪等其他因素也有密切的关系。

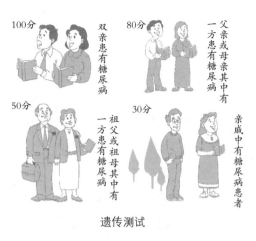

100分 双亲患有糖尿病
80分 父亲或母亲其中有一方患有糖尿病
50分 祖父或祖母其中有一方患有糖尿病
30分 亲戚中有糖尿病患者

遗传测试

（1）有糖尿病家族病史者

经医学工作者多年的研究表明，无论是Ⅰ型还是Ⅱ型糖尿病都与遗传因素有关。很多研究成果都说明糖尿病与遗传因素有关，而且提示在成年后发生糖尿病的患者与遗传因素间的关系更密切。

遗传因素在糖尿病发病机理方面的重要性，已越来越受到医学专家的关注。根据糖尿病遗传理论的最新进展，以下几点都和糖尿病的遗传性有关。

第一类是孟德尔遗传：目前已知四种单基因变异可引起Ⅱ型糖尿病。一种是胰岛素基因突变，由于密码区的点突变，导致胰岛素肽链上氨基酸密码的改变，产生氨基酸排列顺序异常的胰岛素分子。一种是胰岛素受体基因突变，目前已发现40余种点突变，临床上可分为A型胰岛素抵抗、妖精容貌综合征等。一种是葡萄糖激酶基因突变，现已发现20余种点突变，与Ⅱ型糖尿病的亚型（即成年发病型青少年糖尿病）有关。一种是腺苷脱氨酶基因突变，其基因多态性亦与成年发病型青少年糖尿病有关。

第二类是非孟德尔遗传：目前认为，大多数 II 型糖尿病属非孟德尔遗传，为多基因——多因子遗传疾病。

第三类是线粒体基因突变：这是目前国际上唯一能进行发病前正确预测的一类糖尿病。早几年，我国就已经在上海和广州等大城市，建立了线粒体基因突变、糖尿病分子生物学诊断部门，可以用分子遗传学方法在基因水平下诊断 II 型糖尿病亚型，并且已经在基层医院开展诊断工作。

如果父母亲患有糖尿病，其子女发生糖尿病的概率明显高于正常人，而且随着年龄的增长，发病率也在增加；在对同卵孪生子的研究中，也证明了糖尿病与遗传因素有关。同卵孪生的二人具有同样的遗传因素，如果其中一人患糖尿病，则另一人患糖尿病的可能性极大，研究结果表明，在5年内同卵孪生的二人先后患糖尿病的发生率，幼年时为50%，成年后可高达90%以上。

目前虽然确认糖尿病与遗传因素有关，但对遗传基因的特点及其遗传方式还未完全阐明。值得强调的是，当父母亲双方均为糖尿病患者，其子女并非100%地发生糖尿病，也就是说，遗传的不是糖尿病本身，而是糖尿病的"基础"。但是具有遗传"基础"的人不一定发生糖尿病，因为糖尿病的发生还需要有其他因素的存在，如肥胖、长期进食含高碳水化合物的饮食、病毒感染等。遗传因素与环境因素二者之间相互作用、相互影响最终才能诱发糖尿病，缺少任何一种因素都不能发病。因此减少或消除糖尿病的诱发因素就可以减少或避免糖尿病的发生，所以有糖尿病家族史者应控制饮食、避免肥胖，这是预防糖尿病的最好方法。没有糖尿病家族史者，年龄超过40岁，也应控制体重的增长以防止糖尿病的发生。

（2）生活作息不当者

根据统计，糖尿病患者约有90%属于这一类型糖尿病，除了遗传诱因之外，生活的习惯与糖尿病关系密切，如过量饮食、运动不足，都会造成脂肪、热量摄取过剩的状况，日积月累的结果就是血糖值攀升，沦为糖尿病一族。

下面的表格，请在符合者后画"√"，当您勾得越多时，代表生活习惯越不理想。这时，您就要想办法纠正这种不正常的作息习惯了。

1. 常常不吃早餐　　　　　　　　□
2. 三餐不定时　　　　　　　　　□
3. 喜欢边看电视边吃零食　　　　□
4. 进食量看心情　　　　　　　　□
5. 进食速度快　　　　　　　　　□
6. 喜欢炸鸡、薯条等，是肯德基、麦当劳的爱好者　　　　　　　　　□
7. 酷爱喝碳酸饮料　　　　　　　□
8. 吃饭一定要搭配饮料　　　　　□
9. 生活压力大　　　　　　　　　□
10. 常常借酒精来纾解情绪　　　　□
11. 应酬很多　　　　　　　　　　□
12. 三餐几乎都在外面解决　　　　□

13. 抽烟很凶 □

14. 身材一直往横向发展 □

15. 很"宅"，不喜欢户外运动 □

16. 能躺着就不坐着，能坐着就不站着□

（3）糖尿病的易感人群

糖尿病易感人群是指目前血糖正常，但患糖尿病可能性较大的人群，其中包括：

其血缘亲属，尤其是父母亲是糖尿病患者的人；过度肥胖，尤其是腹部肥胖者；分娩过4千克以上巨大婴儿的妇女；年龄在40岁以上者；缺少体育活动者；吸烟、嗜酒者；患有高血压、冠心病者或血脂、血尿酸不正常者；有胰腺疾患或胆结石症者；血糖不正常或糖耐量减低者。

如果出现以下情况，则有可能是糖尿病的警告信号，须小心注意：

反复发生皮肤痛肿或感染经久不愈者；

女性顽固性外阴瘙痒，更年期妇女的内衣裤有白霜，或裤脚上有尿迹白霜；

四肢麻木、刺痛，对冷热感觉迟钝；

视力出现障碍，如视物模糊、眼前飞蚊症、青光眼、白内障、视网膜病；

小便次数增多，特别是夜尿增多，遗尿或排尿无力，长期反复发作的尿频、尿急、尿痛等；

男性阳痿、性功能减退，女性闭经或月经紊乱；

50岁以上有高血压病、冠心病、脑血管病、高脂血症、高尿酸血症、痛风、胰岛素抵抗者；

肥胖或超重者，尤其是中度以上肥胖、腹型肥胖（啤酒肚、将军肚）、平常缺乏运动者；

无明显原因餐前出现乏力、多汗、颤抖和饥饿感等低血糖症状；

妇女生过巨大胎儿或发生过多次流产死胎；

反复发作的慢性胰腺炎、肝炎、肝硬化者，有胰腺手术、外伤的病史；

有糖尿病家族史者（父母、兄弟、姐妹患有糖尿病）或有妊娠糖尿病史的妇女；

有内分泌疾病者，特别是功能亢进的内分泌疾病；

有长期高糖饮食或静脉输注葡萄糖，长期摄入高热量饮食者；

有某些自身免疫疾病而长期服用皮质激素类药物者；

难治性结核病反复治疗不愈者，特别是肺结核患者；

口干、口渴，口腔黏膜有淤点、淤斑、水肿，口内有烧灼感者。

⊙ 糖尿病的主要症状

糖尿病患者的主要症状可概括为"三多一少"，即多饮、多食、多尿、体重减少。然而，并非患有糖尿病，就必然会出现这些症状。有些人或许只出现其中一项或两项症状，程度轻重也各有差异。当这些症状出现时，就表示已由糖尿病的前期症状演变为糖尿病了。

（1）多饮

多尿、多食是糖尿病的典型症状，其中

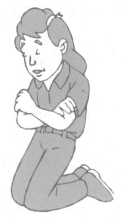

更有许多患者都有喉咙干渴的症状。有时候并非只是喉咙感觉干渴，口内也会有相同的干渴感觉。患者喉咙异常干渴，半夜经常要醒来找水喝。

喉咙干渴会随着病情恶化而变得更加严重。因为血液中糖分一旦增多，就会借由尿液排出体外，此时也会连带排出水分，从而导致体内水分不足，在这种状态之下尿糖就会升高。

（2）多食

糖尿病的病因之一是多食（或过度饮食），一旦患糖尿病后，有不少人的食量会陡然增加。

这种多食的情况是没有吃到腹胀的感觉就不满足，想吃他人正在吃的食物或只想吃甜食等，更有许多人对食物的嗜好会改变，进而身体变得肥胖不堪。

目前还不确定为什么糖尿病会导致多食，不过一般认为是因能量源糖质随着尿液一起流失的缘故。而且，原本糖尿病患者就常多食美食及脂肪食品、蛋白质食品，同时也有摄取大量糖质食品的倾向。养成这种饮食习惯后，就很容易造成偏食或过度饮食。

（3）多尿

喉咙干渴、拼命喝水的结果，当然就是多尿了。

这种排尿次数增加的情形，是一种身体为了防止血液中的糖浓度异常上升，借着排尿让糖分随着水分一起排出的生理作用。糖尿病患者尿量增多，每昼夜尿量达3000～4000毫升，最高达10000毫升以上；每日排尿次数也增多，有的患者日排尿次数可达20余次。血糖越高，尿量越多，排糖亦越多，如此造成恶性循环。

以一个健康人一天的尿量来说，男性约1.5升，女性在1升左右。糖尿病患者的尿量则在2～4升之间，偶尔甚至会增加到6升左右。和正常人比较起来，男性糖尿病患者的尿量会多出四倍，女性糖尿病患者会多出六倍之多。

另外，尿糖刺激膀胱，更容易导致尿频现象，小孩子则会有尿床的情形出现。

（4）体重减少

患糖尿病后，人体会开始变瘦，变瘦过程呈病态、快速的方式。另外，有些人即使拼命吃，还是继续变瘦。

这些情形都是糖尿病迅速恶化的表现。医师通常都会通过这种现象来判断疾病，变瘦速度越快，表示病情越重。

（5）其他自觉症状

糖尿病症状还包括皮肤发痒，甚至痒得让人不得不用手去抓搔。至于过敏体质的人，其发痒程度又要比一般人严重得多。

患有"香港脚"的人，不但"香港脚"难治愈，而且一旦用手指去搔痒，很容易就会弄破伤口，迅速感染化脓，一旦化脓就更难痊愈了。

很多人牙齿会因糖尿病影响变得脆弱，如牙龈出血或发炎、蛀牙等。另外，也有不少人出现神经痛的问题。还有手脚发麻、蹲下后站不起来、走路困难、晕眩等症状。经过分类后，发觉情况最多的是知觉神经障碍，其中又以脚尖发麻最为常见，坐骨神经痛、脚痛也是症状之一。

有些糖尿病患者，容易染上一般感冒或流行性感冒，也容易受到霉菌感染，女性常患膀胱炎及毛滴虫等引起的疾病。有些患者还容易患痔疮，因为糖尿病会造成溶于血液中的糖比例升高，导致肛门周围血液循环变差。除此之外，糖尿病患者还容易患上多种感染性疾病。但是请注意：人体单是出现这些症状，并不能判定患上糖尿病。

另外，也不是患有糖尿病就一定会感染这些疾病。症状出现的方式不一定完全按前面所述，有些人甚至会从无症状阶段直接跳到出现并发症的阶段。

⊙ "无症状"时的自我识别

我们知道，糖尿病的典型症状为多饮、多尿、多食及消瘦的"三多一少"。据临床统计，糖尿病患者在被确诊之前，其能感知的症状，多尿者约占58%～78%，干渴多饮者约58%～67%，乏力消瘦者占50%左右。但很多糖尿病患者是在体检时或因为患有糖尿病的慢性并发症，如视力减退、水肿、足部溃疡、皮肤肿胀、牙周

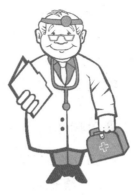

炎、阳痿、脑梗塞等，去医院检查时才发现患有这种疾病，其主要原因是他们没有自觉症状。这种情况常常出现在非胰岛素依赖型糖尿病（Ⅱ型糖尿病）患者身上，尤其是年老体弱的糖尿病患者。

为什么有的糖尿病患者没有自觉症状？究其原因，主要是由于患者的肾排糖阈值增高，致使血糖值高达11.1～16.7毫摩尔/升也没有尿糖，所以就没有多尿、多饮及多食却无故消瘦等症状出现。被称为亚临床糖尿病或糖尿病缓解期的隐糖尿病，在平时不会表现出严重的代谢异常，所以患者常常对它"知而不觉"，只有在突发情况下发生血糖不正常或临床糖尿病之后，才会对症状有所感觉。有的糖尿病患者空腹血糖正常，饭后虽有高血糖及糖尿等情况出现，但糖代谢紊乱并不严重，故没有可感知的糖尿病临床症状。

有些糖尿病患者虽无自觉症状，但可出现诸如慢性末梢神经病变或大血管病变等糖尿病并发症。其实没有自觉症状并不是没有症状，只是我们忽视它了而已。有时候我们只是觉得多食是食欲好，是身体健康的表现；口干就是要多喝水，水喝多了自然上厕所的次数就会增加。此外，有的Ⅰ型糖尿病患者也没有自觉症状，但这

的确是因为人们完全忽略了它。甚至很多人错误地认为"三多一少"是自己的习惯而不是病，多食被认为是胃口好吃饭香，体重下降则是因为压力大工作忙。

⊙糖尿病如何治疗

糖尿病的治疗包括以下六部分：

（1）糖尿病知识教育

糖尿病知识的方方面面都应了解，知己知彼，才能百战不殆。

（2）饮食治疗

控制总热量是糖尿病饮食治疗的首要原则。肾功能正常时，糖尿病人的膳食应与正常人接近，应摄取适量的碳水化合物和充足

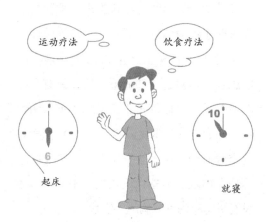

运动疗法　　饮食疗法

起床　　就寝

维持每天生活规律化

的维生素、矿物质、食物纤维。当肾脏疾病发生时，应在医生的指导下合理安排每日膳食的蛋白质摄入量，还应控制脂肪摄入量。油炸食品宜少吃，多吃蔬菜及水果。

（3）运动治疗

适当的运动可以起到降低血糖的作用，比如做操、散步、打太极拳等。

（4）药物治疗

配合医生，合理选择用药，注意口服降糖药和胰岛素的适应证与禁忌证。糖尿病作为一种内分泌系统的疾病，必然伴有代谢的紊乱，使用药物必然干扰机体的代谢，从而对机体产生不良反应，糖尿病人应该合理地选择适合自己的药物，做到安全、有效、经济用药。

（5）心理治疗

正所谓"心胸豁达则病愈三分"，遵从医嘱，改善病人的情绪状态，克服消极情绪反应，正确对待疾病，合理地安排生活，有助于病人的康复。

（6）自我检测

世界糖尿病联盟曾指出，"糖尿病自我检测，随时调整治疗方案，是战胜糖尿病的基础。"

关键词2：血糖

一般人都认为糖尿病是一种发生在中老年肥胖者身上的疾病，事实上不然，也曾有出生后不久的婴儿罹患此病的例子。从统计数据上来看，糖尿病患者虽然以过了中年的成人居多，但糖尿病却是一种由婴幼儿到老人都有可能罹患的疾病。

⊙什么是血糖

血糖就是指血液中所含的葡萄糖。其他各种糖类，如糖、双糖、多糖都只有在转化为葡萄糖进入血液以后，才能称之为血糖。血糖值一般指1升血液中含有的葡萄糖数量，以毫摩尔/升来表示，也可用每100毫升血液中葡萄糖的含量表示。它在血液中的含量可用化学方法测定，可测全血、血浆或血清中的葡萄糖含量，其数值也不同。正常人的血糖浓度无论空腹或饭后，都应保持相对稳定，变化不大。

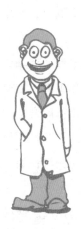

血糖的正常范围为：

空腹血糖：3.9～6.1毫摩尔/升；

餐后2小时血糖：3.9～7.8毫摩尔/升。

⊙血糖的来源和去路

正常人血糖的来源主要有3条途径：

①饭后食物中的糖消化成葡萄糖，吸收进入血循环，成为血糖的主要来源。

②空腹时血糖来自肝脏，肝脏储有肝糖原，空腹时肝糖原分解成葡萄糖进入血液。

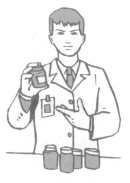

③蛋白质、脂肪及从肌肉生成的乳酸可通过糖的异生过程变成葡萄糖。

正常人吃饭以后，血糖稍稍升高，在胰岛素的帮助下，血糖的去路主要有5个方向：

①在全身各组织细胞中氧化分解成二氧化碳和水，同时释放出大量能量，供人体利用消耗。

②进入肝脏变成肝糖原储存起来。

③进入肌肉细胞变成肌糖元贮存起来。

④转变为脂肪储存起来。

⑤转化为细胞的组成部分。

⊙血糖是判断糖尿病的基础

空腹时，血糖主要供应给脑组织，其他组织利用和消耗血糖数量很少，主要利用和消耗脂肪酸。饭后2～3小时内，全身组织都利用葡萄糖。

当血糖来源过旺，而参与分解它的胰岛素分泌产生缺陷，或胰岛素作用出现缺陷时，就会导致血糖升高。简单地讲，如果血糖升高达到下列两项标准中的任意一项时，就可诊断为患有糖尿病。

①空腹血糖值大于7.0毫摩尔/升；

②摄入饮食2小时后血糖值大于11.1毫摩尔/升。

⊙血糖的控制标准

通常状况下，由于糖尿病患者的血糖波动很大，在治疗过程中，要让其血糖水平达到正常人的水平是不太可能的。因此在不发生低血糖的情况下，只要能达到以下标准，我们就可以认为血糖控制良好了。

空腹血糖：4.0～8.0毫摩尔/升；

餐后2小时血糖：6.0～10.0毫摩尔/升；

任何其他时间血糖：10.0毫摩尔/升以下。

这个标准同样也要因人而异，比如老年糖尿病患者，因为容易并发危害性相对较大的低血糖，所以在这种情况下，上述标准须略抬高一点。而对于患糖尿病的孕妇，因为要考虑到胎儿的健康发育，所以血糖控制的标准就应更严格一些。

⊙生活中如何更好地控制血糖

糖尿病人的主要病因是胰岛素分泌相对不足，造成体内的糖、蛋白质及脂肪代谢紊乱。

其实，糖是人体不能缺少的营养物质，"低血糖"就是糖尿病人的缺糖症状。从这种意义上说，与正常人相比，糖尿病人就如同没有了"糖库调节器"，糖多一点就泛滥，糖少一点就出现"低血糖"。所以我们要科学地用糖，控制糖的摄入量，还要随身携带一些糖果，在出现低血糖时应急。

糖按分子结构可分为单糖、双糖和多糖。常见的单糖有葡萄糖和果糖，双糖有蔗糖、麦芽糖和乳糖等，食用后会很快地升高血糖。多糖有两种形式：一是淀粉，消化吸收较慢，升血糖也慢一点；另一种形式是膳食纤维，不能被消化吸收，因此不升血糖，且有一定的降糖作用。懂得了这些道理，我们在生活中就应多加注意：多吃膳食纤维含量丰富的食物，限量食用淀粉含量高的食物，吃零食要吃用天然甜味剂做的糖尿病人专用点心，这样才能更好地控制血糖。

关键词3：胰岛素

胰岛素是由人体胰腺 β 细胞分泌的唯一能降低血糖的物质。我们日常摄入的食物，在体内降解为葡萄糖进入血液，而胰岛素就像一把钥匙，开启葡萄糖从血液进入细胞的大门。

⊙胰岛素有何生理作用

胰岛素是胰腺 β 细胞分泌的由51个氨基酸组成、分子结构相当复杂的蛋白质。胰岛素对机体各种组织的代谢过程发挥着重要的影响，是促进机体合成代谢的重要激素，在调节机体糖、脂肪、蛋白质等能量物质的代谢上发挥着重要作用。正常情况下，胰岛素在体内发挥着以下生理作用：

①安排糖分的贮藏和使用：当血糖浓度升高时，胰岛素分泌增加，可以"命令"从食物中吸收进入血液的糖分加速进入肝脏、肌肉等组织，并以糖原的形式贮藏备用；同时又约束贮存在这些组织里的糖原不能轻易溜回血液里，免得引起血糖过高。当血糖水平下降、机体需要糖原时，胰岛素分泌减少，可以使储存在"糖库"里的糖原重新回到血液里为身体提供能量。

②帮助脂肪的合成和贮存：胰岛素可以促进肝脏合成脂肪酸，使三酰甘油合成增多，极低密度脂蛋白合成增快。它还可以抑制脂解酶的活性，从而抑制脂肪的分解。在这一作用下，胰岛素可以把体内一部分多余的糖分赶入脂肪组织里，并将这些糖分转化成脂肪贮藏起来。同时，胰岛素也不让脂肪组织随便分解成葡萄糖。

③帮助蛋白质的合成：胰岛素可以促使食物中的氨基酸进入组织细胞内，加速DNA和RNA的生成，使蛋白质合成增加，从而有利于细胞的生成与组织的修复，因此胰岛素又被称为同化激素。胰岛素还可抑制蛋白质的分解，使从组织细胞释放入血液中的氨基酸减少。

⊙胰岛素缺乏导致糖尿病

胰岛素由人体胰脏中的胰岛分泌，胰岛素就像一把钥匙，引领血液中的葡萄糖顺利进入各器官组织的细胞

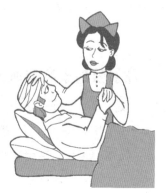

中，为它们提供能量。在健康状况下，进餐后人体胰岛分泌胰岛素会增多，而在空腹时分泌胰岛素会明显减少，因此正常人的血糖浓度虽然随进餐有所波动，但在胰岛素的调节下，能使这种波动保持在一定的范围内；而如果缺少胰岛素这把钥匙，或者钥匙坏了不能正常工作时，就会使血中的葡萄糖无法敲开组织细胞的大门，无法为糖分进入细胞提供能量，血糖会因此升高并引起糖尿病。

⊙胰岛素缺乏的种类

胰岛素绝对缺乏：即缺少打开组织细胞大门的"金钥匙"。胰岛素缺乏导致葡萄糖无法利用，血糖升高，引起Ⅰ型糖尿病，必须用胰岛素终生治疗。

胰岛素相对缺乏：部分患者胰岛素水平并不低，但其胰岛素的作用却大打折扣，即胰岛素工作效率降低。也就是说"金钥匙"虽有，但作用不大，也可引起糖尿病，属Ⅱ型糖尿病。这类糖尿病可先用口服药物治疗，改善胰岛素的工作效率，但约有50%的Ⅱ型糖尿病患者口服药物治疗效果并不好，最终只能接受胰岛素治疗。

⊙注射胰岛素控制血糖

使用胰岛素疗法是治疗糖尿病的较好选择，胰岛素是开启葡萄糖从血液进入细胞的大门的钥匙，还可促进葡萄糖氧化分解释放能量，供人体使用，是人体内唯一

能降血糖的物质。

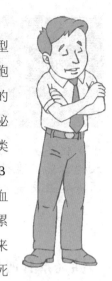

在发病初期，Ⅱ型糖尿病患者的胰腺β细胞数量已经衰减为正常人的一半，因而胰岛素的分泌出现不足。一般的磺脲类口服液是通过促进胰腺β细胞分泌胰腺素而降低血糖，但是这样如同鞭打累马，剩余的β细胞会越来越累，最后会逐渐衰竭死亡，同时胰岛素分泌液也会越来越少。

此时，如果您继续使用口服药物治疗，血糖控制效果就会越来越差，并发症也会出现，这就是我们常说的"口服药失效"。一旦口服药疗效减低或失效，就应该尽早注射外源性的胰岛素。

胰岛素是人体内的自然物质，所以注射它既没有毒性也不会成瘾。如果通过注射胰岛素进行治疗，胰腺β细胞就可以得到休息，同时还解除了高葡萄糖β细胞的毒性作用。

而且越来越多的研究表明，胰岛素不仅可以控制血糖，同时还可以扩张血管、改善循环、抵抗炎症反应、预防各种并发症，因此早期及长期使用对身体有益无害。

胰岛素是一种蛋白质分子，口服就会被胃肠道消化，失去药物作用，所以想要补充胰岛素就必须通过皮下注射。胰岛素的注射和普通打针不一样，这种注射针

头细、药量小，如果使用专业设计的胰岛素注射装置就更方便了，专用针头极细极小，注射时痛感比蚊子叮还轻，有的人甚至没有任何感觉。

注射胰岛素并不可怕，可怕的是血糖控制不好而引发的一系列并发症，它将给我们的生活带来很多麻烦。

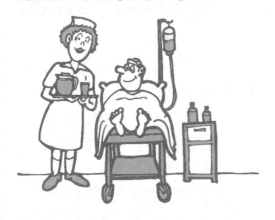

⊙胰岛素泵可稳定血糖

国际卫生协会在10年前发表的糖尿病控制和并发症临床研究报告中指出，强化控制血糖达标，能大幅度减少、减轻或延缓慢性并发症的发生、发展，而安装胰岛素泵治疗被认为是强化控制血糖的最佳选择。

胰岛素泵能模拟人的β细胞24小时释放胰岛素，医生会根据每个患者的患病情况设定释放程序，一般分为基础释放和餐前大剂量释放两个释放节律。每四分钟输入微量胰岛素，三餐前30分钟患者只需摁一下，便可输入大剂量与摄入的食物相匹配的胰岛素，这样病人餐后就不用为血糖过高而担心了。

胰岛素泵治疗糖尿病有很多益处：胰岛素泵的输入方式模拟人体胰岛素分泌的节律，更符合生理要求；血糖控制稳定，能把高、低血糖的风险降到最小；胰岛素泵的基础输注量可根据患者自身情况进行调节，如夜间低血糖，就可把夜间胰岛素的输入量设定低一些；胰岛素释放量准确而精细，携带方便，患者可常年使用，从而提高患者的生活质量。

胰岛素泵主要适合Ⅰ型糖尿病人出现糖尿病急性并发症，如酮症酸中毒，非酮症性、高渗性昏迷时，或出现心梗、脑梗或外伤感染时使用。另外，初诊的Ⅱ型糖尿病患者，短期使用胰岛素泵强化治疗，有的病人的胰腺疾病就可治愈。

关键词4：检测

很多人在检查尿糖时，发现自己尿糖呈阳性，于是断定自己患有糖尿病，马上进入治疗程序。其实尿糖检查呈现阳性也不是糖尿病诊断的唯一标准，因为这种情况有时在正常人中也会出现。所以要诊断糖尿病必须以静脉抽血检查出的血糖值水平为准。

⊙血糖值检测法

要了解糖尿病病情及控制水平，最基本、最重要的手段之一就是测血糖。血糖测定比尿糖检测更准确，且不受肾糖阈的

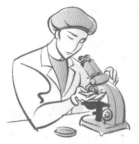

影响，能准确地反映血糖即时水平，明确低血糖的发生，为治疗糖尿病提供直接依据。其缺点在于采血时有创伤，伴有疼痛，不能发现酮体。

血糖的检测主要有如下几种方法：

（1）1日7次血糖

所谓"一日7次血糖"是指三餐前后各一次加睡前一次的检测，这种检测应密切注意血糖变化与紧急并发症等情况。

（2）空腹血糖

经过8～14小时未进食时测得的血糖值为空腹血糖，它反映了胰岛分泌胰岛素的基本能力。如果未使用胰岛素治疗的病人空腹血糖很高，说明β细胞储备与分泌功

能都很差。如果已使用胰岛素或降糖药的病人，仍然出现空腹血糖很高或很低的情况，这就说明应该调整用药及用药量。

（3）餐后两小时血糖

餐后2小时的血糖与糖化血红蛋白的相关性最密切，它反映了餐后胰岛分泌胰岛素的功能和餐前服用降糖药的治疗效果，对糖尿病的大血管和微血管并发症影响最大。

⊙如何使用血糖仪

使用血糖仪时，有一些问题应该注意：

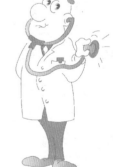

测血糖前应让手臂自然下垂15～20秒，其目的是让手指尖血液充沛，尽可能避免所采检测样本中有体液和组织液混入，同时切记要用温水洗手；

在穿刺手指尖采血时，应将采血器紧压在手指皮肤上，然

后快速将采血针弹出。这样做既能保证有足够的穿刺深度，使出血流畅，又可减少疼痛；

应选择以手指头两侧的某一点为穿刺部位，手指正中和指尖是要避免选择的，如果选择这些部位，可能增加疼痛感甚至对样本造成污染；

因酒精会干扰所得的检测数据，所以穿刺时一定要等用于消毒的酒精充分干燥；

和其他血液测定不一样的是，为尽可能减少体液和组织液的混入，穿刺完后不可挤压穿刺部位，应让血液自然流出。如果出血量不够，可使手指下垂，亦可轻轻按压手指的根部，促使血液流出，但出血量不应过多，以免影响测定结果；

保管好仪器，注意防潮，保持清洁；

定期验证仪器的准确性。

⊙其他血糖值检测方法

糖尿病的其他检测方法有：

（1）葡萄糖耐量试验

这种试验实际上是检验人体对葡萄糖的吸收利用能力以及对葡萄糖的耐受能力，另外还可检测胰岛 β 细胞功能是否异常。

该试验一般来说可适用于如下几种患者：尿糖呈阳性，有多饮、多尿、多食、消瘦等临床表现，疑为糖尿病患者；空腹血糖值偏高或餐后血糖值升高，但不能以此作出明确判断者；尿糖呈阳性的孕妇；测空腹血糖时，其值大于5.6毫摩尔/升者；年龄在45岁以上，伴肥胖、高血压、高甘油三酯血症，有糖尿病家族史者；常有餐前或餐后4～5小时低血糖反应者。

（2）胰岛素释放试验

该试验通过检测血清胰岛素变化来确定胰岛 β 细胞的功能，目前常用的有放射免疫法、酶联免疫吸附法等。其方法为测定空腹及吃过糖后1小时、2小时、3小时的血清胰岛素水平，来评估胰岛功能。

人体的胰岛素水平在服糖后0.5～1小时上升至最高峰，是基础值的5～10倍，2～3小时后恢复到正常的基础水平。Ⅰ型糖尿病因为胰岛素水平非常低，所以没有峰值出现。而Ⅱ型糖尿病早期空腹胰岛素水平较高，在服糖后2小时才出现高峰，3～4小时后也不能恢复到基础水平，从而形成高胰岛素血症。

（3）C肽水平检查和C肽释放实验

在血液中，胰岛素原会被酶分割成胰岛素和C肽，且数目相等。但由于肝对C肽的摄取率低，其清除速度较慢，所以C肽在血中的含量一般是胰岛素的5倍。因外源胰岛素不含C肽，不会影响到C肽的含量，所以C肽水平检查可以比较准确地反映自身胰岛 β 细胞的功能。

（4）糖化血红蛋白检测

糖化血红蛋白是血红蛋白与葡萄糖结合的一种产物。一旦两者结合，就呈稳定不可逆状态，直到红细胞消亡才会消除。一般情况下，红细胞的寿命平均为120日，所以糖化血红蛋白受血糖变化的影响并不大。故糖化血红蛋白反映了近2～3个月内平均的血糖水平。

在发达国家，糖化血红蛋白已经被作为诊断糖尿病的指标，经常被用在筛查高度特异和敏感的糖尿病上。同时，糖化血红蛋白又是预测、判断糖尿病大血管和微血管并发症的重要指标。所以，所有的糖尿病患者应每3个月做一次糖化血红蛋白检测。

（5）糖化血清蛋白检测

糖化血清蛋白又叫果糖胺，是葡萄糖与血清蛋白等的结合物。它反映了近2~3周内血糖值的平均水平，随时对糖化血清蛋白进行取样和检测，就能很好地判断糖尿病病情近期控制的情况。

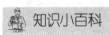 知识小百科

糖友如何节省血糖试纸

如何能够在少用试纸的情况下得到更有价值的数据资料呢？您可以第一周只测早餐前和早餐后2小时的血糖，第二周只测午餐前和午餐后2小时的血糖，第三周只测晚餐前和晚餐后2小时的血糖，同时不定期地测一下睡前血糖。如果想要更省的话，您可以隔一天测一下餐前和餐后2小时的血糖，这样又能省出一半的试纸。但是记住，不要今天测餐前，明天测餐后，这样虽然也省了一半试纸，但检测结果对治疗的指导价值不大。

完成这样一轮检测后，就可以了解血糖在一天中不同时间段的情况，您和医生就能对血糖控制情况有一个更全面的认识，从而对治疗方案做出有针对性的调整。

关键词5：并发症

糖尿病并发症是由于糖尿病及糖尿病属血糖状态而继发的急性或慢性疾病以及其临床症状。病变可涉及一个脏器，也可涉及多个脏器、多个系统，与糖尿病的病程长短及控制好坏有关。

⊙糖尿病并发症的预警信号

大量的临床实验告诉人们，治疗糖尿病并发症重在一个"早"字，即早期诊断、早期治疗。人体是一个有机整体，当某一部分功能失调时总有许多提示信号，如果您经常被以下问题困扰，就得警惕了!

（1）来自眼的信号

眼部病变主要是由于血糖长期控制不好，对血管和视神经造成损害，使视力急剧变化。如：青少年双眼同时患上白内障，发病迅速；瞳孔变小，而在眼底检查时用扩瞳剂效果不佳，放大瞳孔的能力也

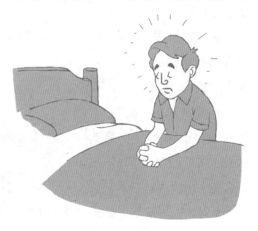

较正常人差；反复出现眼睑疖肿、眼睑炎、睑缘炎；或见眼外肌麻痹，突然上睑下垂、视物模糊、复视、头痛、头晕，这些症状都是糖尿病并发眼病的预警信号。

（2）来自耳的信号

苏联医学家发现糖尿病患者的耳垢异常增多，而且常常是糖尿病越重，耳垢越多。在对1200名疑为糖尿病患者的耳垢进行葡萄糖含量检测后发现，其耳垢中葡萄糖含量多在0.1微克以上，而健康人的耳垢中则不含葡萄糖或含量甚微。近年来，我国医务人员对健康人及糖尿病患者的耳垢也做过葡萄糖的含量测定，结果与上述报告类似。因此，凡感耳痒，且耳垢异常增多者，应检测是否为血糖高或血糖控制不良。

（3）来自口腔的信号

糖尿病患者血管病变和神经病变使牙周组织局部微循环损害，修复能力差，感觉迟钝、易受损伤、免疫力低下、易感染。如有糖尿病性骨病，还会使牙槽骨质疏松，加重牙周病，可见牙齿脱落等；典

型患者可见牙龈红肿、牙痛、牙周组织水肿，牙周袋形成，牙齿叩痛、松动、脱落等；口腔有烧灼感，口腔黏膜干燥。

（4）来自肾的信号

微量白蛋白尿是糖尿病肾病的先兆。有些患者得了糖尿病并没有明显症状，即使患糖尿病很多年，自己仍一无所知，而当发现糖尿病时可能已经有了微量白蛋白尿。糖尿病病史为10年的患者，微量白蛋白尿的出现率可达到10%～30%；糖尿病病史20年的患者，微量白蛋白尿的出现率为40%，且20年后有5%～10%的患者会恶化成终末期肾病。青年期发病的糖尿病患者到50岁时有40%的患者会发展为严重的肾病，需要进行血液透析和肾移植，否则只能面临死亡。

（5）来自皮肤的信号

患糖尿病可并发一些皮肤病，如股癣、手足癣和念珠菌感染导致的甲沟炎、皮肤瘙痒症，反复出现的毛囊炎、疖肿、痈及皮肤溃疡、红斑和皮肤破损等疾病，严重者甚至会导致局部组织坏死或坏疽。皮肤病病因多为真菌感染，真菌感染容易发生在身体温暖和潮湿的部位如外阴部、乳房下、脚趾间等处。

（6）来自汗的信号

糖尿病患者常常出汗，中医通过辨汗可以了解患者的病症虚实及患者处于糖尿病的哪一个阶段。糖尿病初期患者一般属中医实证，常在饭后、运动后出汗，为实汗。实汗又有热汗、黏汗之分，身热而出汗并伴有口渴、大便秘结、小便色黄为热汗，是由实热熏蒸而出；汗色黄而黏，舌苔黄腻者则为湿热熏蒸所致。患糖尿病时间较长后人体正气亏虚、体质不热，常手足多汗，称为虚汗，虚汗有冷汗、自汗之分。汗出而皮肤凉，平时也常感手脚发凉或夜尿多者为冷汗；因为阳气不足，皮肤不凉而汗出不断者为自汗，此类患者小鱼际（手掌小指侧）及手腕部分皮肤常潮湿，易感冒，皆因气虚所致。手腕部皮肤出汗常常是糖尿病患者进入糖尿病中期的标志。

（7）来自便秘的信号

便秘是指排便频率减少，七天内排便次数少于2～3次，或次数不少但排便时困难，粪便干结。中医认为便秘主要由于气虚以及阴津不足所致。虽有便意但无力将粪便排出，为气虚便秘，多见于老年人或体质较虚者；阴津不足表现为大便干结、腹中胀满、口干口臭。便秘可能为肛门周围自主神经病变、平滑肌变性所致，而高血糖可直接抑制消化道运动，造成便秘。

（8）来自夜尿多的信号

夜尿多是指夜间尿量或排尿次数的异常增多。一般来说健康人每24小时排尿约1.6升，排尿次数昼夜比，青少年为3：1或

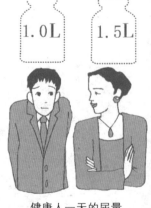

健康人一天的尿量

4∶1，中老年为1∶1，70岁以上的老年人为1∶3。如果夜尿量大于一天总尿量的1/2或昼夜排尿次数比值减小，都为夜尿多，其临床表现除有夜间尿量或次数增多外，患者往往兼有睡眠不足、精力减退、食欲不振、焦虑烦躁、精神委靡等症。糖尿病所致夜尿多主要是由于其导致肾小管损伤，如糖尿病代谢障碍、血液的高渗、高黏状态，微血管损伤，肾小球的高滤过、高灌注状态等，均可使肾小管的结构异常，结构的异常必然导致功能受损。当远端肾小管受损时，出现尿浓缩功能减退，从而产生低渗透压、低比重的尿液。

（9）来自自主神经的信号

糖尿病患者心跳加快，安静时心率可达90～100次/分钟。正常人夜间心率比白天偏慢，而此类患者夜间和白天的心率变化不大。从卧位或蹲位起立时，常伴有头晕、软弱无力、心慌、大汗等症状，严重时会晕倒。

此外，还会出现胃胀满、腹痛、恶心、食欲不振、吞咽困难、饮食后烧灼感、排便异常等症状，间断出现夜间腹泻，量多呈水样，无腹痛、无便血，一般不伴有体重减轻或吸收不良的症状。排尿时无力，小腹下坠，小便滴沥不尽，严重时尿失禁，阴茎不能勃起，直至完全阳痿。

（10）来自四肢的信号

来自四肢的并发症感觉多从足趾开始，经数月或数年逐渐恶化。症状从很轻的不适感、较浅的"皮痛"到难以忍受的

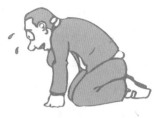

疼或深部的"骨痛"。典型的疼痛可为针刺、火烧、压榨或撕裂样疼痛，还会伴有麻木、发冷感。常有蚁行感或麻木感，由于温度感丧失、痛觉迟钝，下肢易发生各种创伤和感染。

⊙ 引发糖尿病并发症的原因

人体因为患糖尿病而出现的异常现象，其引发根由在于胰岛素的分泌不足。胰岛素由位于胃后方的胰脏中的胰岛所分泌，通常当我们进食时，食物在肝脏精制成葡萄糖溶入血液的过程中，胰脏同时分泌出胰岛素。

（1）胰岛素如何发挥功效

我们每天的三餐饮食中，含有蛋白质、脂肪及糖三大营养素。进食后，食物经肠胃消化、吸收，然后依各自特定的构造而供细胞或肌肉利用，这个过程称为代谢。

单就糖质一项来看，由于它属于身体能量源，一旦进食，血液中当然会涌入大量的糖质。因此，进食后，血液中的糖浓度会遽然升高。这时候胰岛素就出现了，发挥功能促使细胞利用糖质，进行生命活动。但是，血液中还是要留存有葡萄糖。细胞一直持续进行生命活动，连一瞬间的休息都没有，所以必须不断补给葡萄糖。

糖质大约以70～140毫摩尔/分升（1分

升即100毫升）的比例留存于血液中，其余变成脂肪或其他物质贮藏起来，而这项功能也是由胰岛素负责。

正常人体内的这项生理作用可以顺利进行，没有阻碍，但是糖尿病患者体内的胰岛素就没办法充分发挥作用了，详细原因目前还不太清楚。另外糖尿病患者为什么无法分泌足够量的胰岛素，至今也仍然未找到确切的答案，只知道这种胰岛素作用不足的现象，经常会由父母亲遗传给子女。

（2）胰岛素作用不足时

当胰岛素作用不足时，溶入血液中的糖质将无法充分得到利用，同时也没办法改变糖质的形态，使其得以贮藏，糖质只能沉积在血液中。如此一来，血液中的糖浓度就升高了。

由于糖质无法积极进入细胞，所以细胞必须自己寻找能量源，这时就只有靠脂肪和蛋白质了。虽然具有可使用的糖质，但是无法利用，只好动用原本积存的脂肪和蛋白质，人体因此而变瘦，随后还会引发各种病变。

⊙常见的糖尿病并发症

糖尿病的各种慢性并发症的发生时间，一般在患糖尿病五年之后，其发生的早晚和严重程度与血糖控制的好坏、血脂、血压等有直接关系。因此糖尿病慢性并发症的主要防治要点在于：对于Ⅰ型糖尿病患者，发病五年后应该每年检查一次

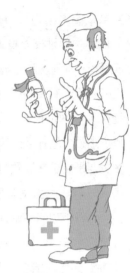

糖尿病各种慢性并发症情况；对于Ⅱ型糖尿病患者，由于当其发现糖尿病时，往往患糖尿病已经有多年了，因此，他们应该从发现糖尿病时就每年检查一次慢性并发症的发生情况。

（1）糖尿病性眼病

糖尿病眼病是最为常见的慢性并发症之一，它能使患者视力减退，最终导致失明，失明率是正常人的25倍。世界上引起双目失明最重要的原因就是糖尿病眼病，患者万万不可忽视。糖尿病可以引起各种各样的眼部疾病，如角膜溃疡、青光眼、玻璃体出血等，其中最常见而且对视力影响最大的是糖尿病视网膜病变和白内障两种。

①糖尿病视网膜病变的预防措施：当糖尿病患者有视物模糊、视力减退、夜间视力差、眼前有块状阴影漂浮、双眼的视力范围（视野）缩小等症状时应尽快找眼科医生检查眼睛，因为这些现象表明您可能已经出现糖尿病视网膜病变了。

已经患有糖尿病视网膜病变的患者，就要注意随时防治并发症的发作，主要应该采取以下措施：控制血糖、控制血压、控制血脂、戒烟、避免剧烈运动，否则容易引起眼底出血，加重视网膜病变。另外

最好定期进行眼底检查：Ⅰ型糖尿病发病五年后每年检查一次；Ⅱ型糖尿病从发现糖尿病起要每年检查一次，如有眼睛的异常表现，随时进行眼科检查。

②糖尿病白内障的预防：糖尿病是导致白内障的危险因素之一。不论Ⅰ型糖尿病还是Ⅱ型糖尿病，发生白内障的危险性均明显增加。糖尿病引起的白内障与老年性白内障有所不同，糖尿病性白内障可在青少年患者中出现，发展迅速。但有时两者也不易区分，因为有些糖尿病老年患者既有糖尿病性白内障，又有老年性白内障。一个人得了白内障，就像是一架照相机的镜头失去光泽变得不透明了。下列表现提示可能有白内障：视物不清、眼前有云雾感、光线不耀眼、更换眼镜视力改善不明显、视力下降。

（2）糖尿病性心脏病

糖尿病性心脏病是指糖尿病人所伴发的心脏病，包括冠状动脉粥样硬化性心脏病（冠心病）、糖尿病性心肌病、微血管病变和植物神经功能紊乱所致的心律及心功能失常。糖尿病性心脏病是糖尿病人最主要的死亡原因之一，约80%的糖尿病患者死于心脏病。中医称糖尿病性心脏病为消渴病心病，称糖尿病性冠心病及心肌病为消渴病胸痹，称糖尿病心律失常为消渴病心悸，称糖尿病心衰为消渴病心衰病。

糖尿病性心脏病的表现为无痛性心肌梗死，约42%的心肌梗死是无痛性，病人仅有恶心、呕吐、心力衰竭、心律不齐或心源性休克。据统计，糖尿病人发生心肌梗死较非糖尿病人多，糖尿病人发生心肌梗死死亡率高，且缓解后复发率较高。

糖尿病性心脏病的常用中成药为复方丹参片、丹参滴丸、通心络胶囊等，心绞痛发作可服速效救心丸。

糖尿病性心脏病可用针刺治疗心悸，针刺脾腧、肾腧、心腧、内关、足三里、三阴交诸穴，采用平补平泻法；心前区痛可针刺膻中、内关，留针20～30分钟，捻转3～5次；另外按摩至阳、内关、心俞诸穴对治疗心绞痛也有较好作用。

（3）糖尿病性神经病变

糖尿病性神经病变是糖尿病在神经系统发生的多种病变的总称，是糖尿病慢性并发症中发病率最高的一种。由于病人血糖升高，神经系统发生病变，再加上糖尿病微血管病变造成局部缺氧，最终导致神经细胞和神经纤维被破坏，于是糖尿病神经病变形成。

糖尿病神经病变分为中枢性神经病变和周围性神经病变两大类，周围性神经病变比较常见。糖尿病周围性神经病变主要包括以下这些种类：

①对称性多发性周围神经病变：多为两侧对称的远端感觉障碍，如双下肢麻木、针刺痒或烧灼样感觉异常，甚至有自发性疼痛、闪电痛或刀割样疼痛。但真正受到高温、低冷或刺伤等外界刺激时，反而没有异常的感觉。

②非对称性多发性周围神经病变：

侵犯肢体近端，以出现运动障碍为主，表现为全身无力、肌肉萎缩，上肢的臂丛神经、正中神经最常受累，下肢以股神经、闭孔神经、坐骨神经的损害较多见。

③颅神经病变：较为少见，临床可见眼肌麻痹，其中动眼神经不全麻痹最常见，一般在6～12周左右，症状可逐渐减轻或缓解。

④植物神经病变：包括交感神经和副交感神经病变，出现的临床症状很多。比如排汗功能障碍，表现为头面部和躯干大汗，四肢不出汗，有的半身出汗；胃肠功能紊乱者经常腹胀，大便失常，腹泻、便秘交替；有血管运动障碍者会持续心率增快，躺着血压高，一站起来血压就下降，甚至头晕、跌倒；有的出现排尿障碍或小便滴沥不尽；阳痿和不育也很常见。

⑤脊髓病变：仅见于少数糖尿病人，包括脊髓性共济失调、脊髓软化、脊髓性肌肉萎缩等。

⑥脑部病变：急性脑部病变多见于糖尿病昏迷（酮症酸中毒、高渗昏迷、低血糖昏迷）和慢性脑部病变，大多伴有脑动脉硬化，缺血性脑血管病比出血性脑血管病更多见。

糖尿病性神经病变的治疗较为棘手，应强调早期控制血糖消除病因。一些神经症状可以通过治疗逐步减轻、缓解，直至痊愈。

控制糖尿病神经病变的方法包括：

控制好糖尿病，延缓神经病变的进展速度。

使用较大剂量维生素，特别是B族维生素、维生素C和维生素E。

改善血液循环，增加供氧。

（4）糖尿病性肾病

1921年，胰岛素发明之后，糖尿病的各种急性并发症不再成为威胁患者生命的主要病症。糖尿病的慢性并发症却渐渐成为了威胁患者健康的主要病症。其中糖尿病性肾病是糖尿病最严重的慢性并发症之一，也是糖尿病患者的主要死亡原因之一。据报道，Ⅰ型糖尿病患者中有50%死于慢性肾功能衰竭，Ⅱ型糖尿病也有5%～10%死于肾功能衰竭。长期血糖控制不佳将会引起对肾脏的损害，患者最终会因水肿、蛋白尿、尿毒症而死于肾功能衰竭。

由于早期的糖尿病性肾病通过尿常规检查查不出来，因此只能定期进行24小时尿微量白蛋白检查，这样能及时发现早期的糖尿病性肾病，早期肾病通过积极治疗可以控制。Ⅰ型和Ⅱ型糖尿病患者都需要至少每年检查一次。

糖尿病性肾病有一个逐渐发展的过程，一旦临床表现很明显，糖尿病性肾病就已经难以根治了，所以糖尿病的第一个治疗措施就是控制好血糖。前不久，美国和加拿大的学者联合发表了他们历时10年耗资上亿美元的研究成果，他们发现良好的血糖控制可以使糖尿病肾病的发生率下降一半。病人如已经发展为早期肾病，为控制好病情，不至于影响肾脏功能，应积极鼓励患者接受胰岛素治疗。

当患者已患有晚期肾病，在接受胰岛素治疗时，由于胰岛素从肾脏排泄减少，因此每日胰岛素的需要量会明显减少。如果继续以前的胰岛素剂量，往往容易出现低血糖。

长期控制糖尿病，保持正常的血糖水平，促使体内三大物质代谢恢复正常，能有效地预防糖尿病性肾病的发生。糖尿病性肾病的治疗除饮食调节外，还需要药物治疗。有高血压者，可用降压灵、利血平等作用较缓和的降压药，避免使用易引起体位性低血压的药物。有浮肿者，必要时可给予安体舒通与苯噻二嗪类药物联合应用，效果较好；顽固浮肿者，用速尿或利尿酸钠利尿，可防止血尿素氮升高。出现严重贫血时，可小剂量输血。肾功能不全者，可按肾衰处理，必要时可做人工肾透析治疗或肾移植。

（5）糖尿病性足部病变

糖尿病性足部病变是指糖尿病患者因血管病变造成供血不足，因神经病变造成感觉缺失并伴有感染的足部病变。因糖尿病足部病变而截肢的患者比非糖尿病患者高5～10倍。实际上类似的病理改变也可以发生在身体的其他部位，只不过患者足部病变的发生率明显高于其他部位。

糖尿病足部病变的主要表现有下肢疼痛、皮肤溃疡，从轻到重可表现为间歇跛行、下肢休息痛和足部坏疽。病变早期，体检可发现下肢供血不足，如抬高下肢时

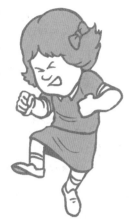

足部皮肤苍白，下肢下垂时又呈紫红色，足部发凉，足背动脉搏动减弱以至消失。间歇性跛行就是患者有时走着走着就感到下肢疼痛难忍，以至不得不一瘸一拐地走路；下肢休息痛则是下肢血管病变进一步发展的结果，不只行走时下肢会供血不足，而且休息时下肢也会因缺血而疼痛，严重时患者会彻夜难眠。病情再进一步发展，下肢特别是双脚会出现坏死，创口迟迟不愈，严重者不得不截肢至残。

足部病变应以预防为主，最好是不要得这种病。得了以后要早治，不要认为"不疼不痒，没事儿"而耽误了病情。防治措施为：控制血糖、保持双脚皮肤的清洁和干爽、防止双脚皮肤受伤、防止双脚皮肤感染、定期进行足部运动、禁止吸烟。

⊙ 延缓并发症五大招数

糖尿病并发症的发生及轻重与患者血糖的升高程度和病程密切相关，但也有部分患者即使血糖控制良好，依然发生了并发症。这些并发症到底能不能预防？采取哪些预防措施才能避免或延缓它们的发生呢？

（1）纠正不良生活方式

避免精神过度紧张、控制体重、锻

炼、摄取低盐和低脂肪的饮食、戒烟、限量饮酒可以预防高血压和减少心脑血管疾病。研究证实，低热量、低脂肪、较高纤维的饮食可延缓血液对糖的吸收，减轻对胰岛素分泌的刺激。定期和有规律的活动有助于控制体重，提高胰岛素敏感性，减轻Ⅱ型糖尿病患者的高脂血症。

（2）消除胰岛素抵抗作用

胰岛素抵抗也就是周围组织如肌肉、肝脏和脂肪等对胰岛素作用不敏感，被认为是Ⅱ型糖尿病、高血压、血脂紊乱、肥胖以及动脉粥样硬化发生和发展的共同"土壤"。胰岛素抵抗造成血糖和脂质代谢紊乱，使血浆胰岛素水平代偿性升高，从而可使血栓形成，促使动脉壁脂质沉积和动脉平

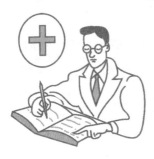

滑肌增殖，促使水、钠滞留和血压升高，加速动脉硬化的进程。因此消除胰岛素抵抗，使血浆胰岛素水平恢复正常，有助于防止糖尿病大血管病变。

（3）控制血压

糖尿病及高血压患者较非糖尿病患者心血管发病率高四倍。实验证实，控制血压比控制血糖对降低糖尿病并发症的发生率和死亡率更有益。但对有脑血管病变的糖尿病患者，血压水平可根据患者的脑供血状况适当上调。降血压药物的选择要根据患者的收缩压和舒张压水平、心率、心肝肾功能、患者的经济状况等综合考虑。

（4）调整血脂

血脂紊乱是糖尿病大血管病变的重要危险因素之一。血脂紊乱表现为高甘油三酯、高胆固醇、高低密度脂蛋白和低高密度脂蛋白。调整血脂就是要把高的有害脂质即甘油三酯、高胆固醇、低密度脂蛋白降至理想水平，把低的有益脂质即高密度脂蛋白升高到正常的水平。临床研究证明，长期有目的地进行调脂治疗，可显著降低心脑血管意外事故的发生率。因此，调整血脂治疗是防治糖尿病大血管并发症的重要方法。

（5）消除过量的自由基

自由基是具有不配对电子的原子团或分子、原子，通俗一点讲，就是组织和细胞中的"垃圾"和"污染物"。由于单个不配对电子具有与其他电子构成电子对的强烈倾向，反应活性很高，可引起某些化合物聚合。糖尿病患者中，高葡萄糖血症伴有大量自由基的产生，同时体内存在的清除自由基系统的功能均明显降低。脂质氧化增强，反过来又刺激糖的自身氧化，结果造成血管通透性增加、基底膜增厚以及组织器官的损伤。应用天然的抗氧化剂，捕获活性极高且瞬间即逝的自由基，来预防糖尿病慢性并发症已取得了一定的效果，如增加维生素E、维生素C、超氧化物歧化酶的摄入以及适当补充硒元素，可有效清除多余的体内"垃圾"，减少或避免细胞污染。

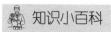

糖尿病患者可以怀孕吗

对患有糖尿病的女性来讲，能否怀孕是需要慎重考虑的问题。常常会遇到许多患者或其家属提问"患有糖尿病的人还能怀孕吗？"下面做一个解答。

妊娠会加重糖尿病，使代谢紊乱更加恶化，而糖尿病又可加剧孕妇及胎儿、新生儿的并发症，导致孕妇及新生儿死亡率远远大于非糖尿病患者。因此，想怀孕的糖尿病患者必须认识到下列问题：①糖尿病女性患不孕症的约2%，流产率可达15%~30%；②糖尿病孕妇妊娠高血压综合征的发生率较非糖尿病孕妇高数倍，约13%~30%，同时有糖尿病血管病变时则更易发病，发病率可达68%；③糖尿病孕妇羊水过多的发生率为非糖尿病孕妇的20~30倍，羊水骤增可致孕妇心肺功能不全；④糖尿病产妇手术引产的机会显著增加；⑤糖尿病产妇产后出血的发生率也较非糖尿病产妇高；⑥糖尿病孕产妇较非糖尿病患者更易继发感染，而且产后感染常较严重；⑦糖尿病孕妇容易生产巨大婴儿，巨大婴儿可使分娩受阻，致使胎儿缺氧；⑧糖尿病产妇产下的新生儿死亡率为5%~10%，多发生在孕后36~38周；⑨糖尿病孕产妇的胎儿及新生儿畸形率为非糖尿病孕产妇的4~10倍。

患有糖尿病的育龄妇女若决心要一个小孩，医生建议在怀孕前先使用避孕工具避孕三个月，严格控制代谢紊乱，使血糖保持正常或接近正常，然后再考虑妊娠。妊娠后2~10周应尽可能控制血糖，有助于降低生产畸胎的可能性。但是如果是已并发糖尿病性心血管病变及糖尿病性肾病、增殖性视网膜病变或玻璃体出血等症状时，奉劝患者应尽量避孕，怀孕者应终止妊娠，同时绝育。

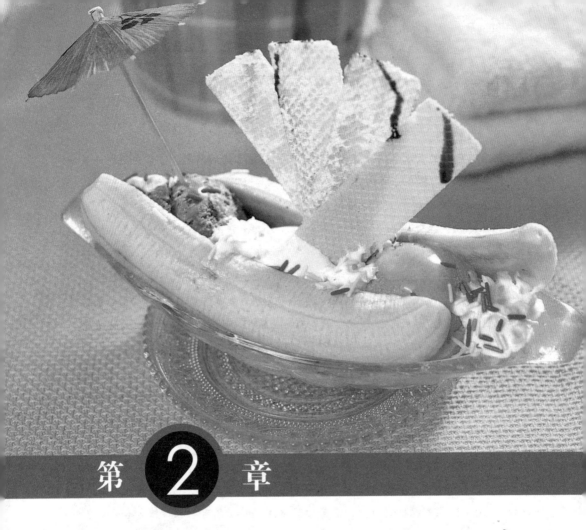

第2章

防治糖尿病的2大营养攻略

  导致现代人罹患糖尿病的两大重要因素，一为压力过大，二为饮食结构改变。因此，在日常生活中，除了要适度地释放压力外，还要注意从饮食上来调节血糖的浓度。总的来说，在平日的膳食中，在合理地摄取脂肪、蛋白质和糖分三大营养成分的同时，还要积极摄取钙、铬、镁等能有效降糖的微量元素。

合理摄取三大营养成分，保持营养均衡

攻略 1

人类的食物是多种多样的。各种食物所含的营养成分不完全相同，没有一种食物能完全符合人体对营养的全部需求。只有当人们进食种类齐全、数量充足和比例适当的混合食物时，营养摄取才能取得良好效果。这就是我们所说的"平衡膳食"。

⊙脂肪

脂肪是人体不可缺少的能量来源，平时储备在脂肪组织中，不释放能量。在饥饿或血中葡萄糖浓度过低时，才将其能量释放出来，供机体利用。1克脂肪可产生38千焦能量，是糖类和蛋白质的2倍以上。

因为脂肪仅有10%在体内可以转化为葡萄糖，不易导致血糖浓度过高，所以医学界人士曾主张多食脂肪。但近年来对摄入脂肪的认识有了变化，研究认为糖尿病患者应减少脂肪的摄入。原因有以下几点：

①高脂肪饮食妨碍糖的利用，而糖的利用障碍是Ⅰ型糖尿病的一个重要特点。

②脂肪代谢可产生酮症。脂肪分解首先产生甘油和脂肪酸，前者被组织利用，后者再分解为丙酮酸、乙酰乙酸和γ-氨基丁酸。这三种物质量少时可从尿中排出，量大时，超过了小便的排泄能力，就会在体内存积，导致酮症酸中毒。如果脂肪酸的供应量超过葡萄糖的一倍以上，就会出现酮症。

③影响蛋白质及碳水化合物的摄入量。脂肪摄入增多，必然减少蛋白质及碳水化合物的摄取，而脂肪转化为糖的比例低，所以易发生低血糖。

④脂肪的摄入量与动脉粥样硬化的发生、发展有着密切关系。

由此看来，糖尿病患者必须控制脂肪的摄入量，尤其肥胖的糖尿病患者更应严格限制，每日脂肪摄入总量不得超过40克（包括主食与副食中所含的脂肪）。消瘦患者，由于碳水化合物限量，热量供应受到影响，可以适当增加脂肪摄入量，一般可控制在每日50克左右。一般糖尿病患者，每日脂肪摄入量可占总摄入量的20%～30%，即每日40～60克，而且最好增大植物脂肪的比例。

过多的脂肪对糖尿病患者相当不

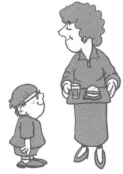

利。因此，主张糖尿病患者应减少脂肪的摄入，一般不宜超过每日每千克体重1克。但是，这并不是说脂肪摄入越少越好，因为：

①脂肪是人体结构的重要材料。体内脂肪组织有保护和固定内脏器官的作用，当受到外力冲击时，脂肪起缓冲作用。

②皮下脂肪可以滋润皮肤，并防止体温的过度耗散。

③维生素A、维生素D、维生素E等的吸收，必须要有脂肪的参与。如果肠道内作为食物的脂肪太少甚至没有，会造成这些维生素吸收障碍，导致维生素缺乏。

④必需脂肪酸是细胞的重要成分，缺乏时可影响细胞的更新。

⑤脂肪中的胆固醇在人体也有不可忽视的功能。

⑥脂肪作为机体的能量贮备，分解时产生的热量大，是某些情况下人体不可忽视的能量来源。

⑦脂肪还可改善食物的味道，增加饱腹感，减少食量。

因此对于糖尿病患者来说，脂肪要少吃，但并不是越少越好。一般脂肪的日摄入量应占总热量20%~30%，甚至更低，若按千克体重计算，不宜超过1克/千克。因为高脂饮食能够妨碍糖的利用，其代谢本身还可产生酮体，易诱发和加重酸中毒。脂肪日用量100克者为高脂肪饮食，50克为低脂肪饮食。为预防动脉硬化，最好选用植物油，忌用胆固醇高的动物脂肪。

⊙蛋白质

蛋白质可分为动物性蛋白质和植物性蛋白质两种。动物性蛋白质是指肉类、蛋类、鱼类或这些食物的加工食品中所含的蛋白质，植物性蛋白质则指豆类及其加工食品中所含的蛋白质。蛋白质对于人体非常重要。这是因为：

①蛋白质是人体细胞、各组织的重要组成成分，对人体的生长发育、组织的修复、细胞的更新等，都起着极为重要的作用。

②蛋白质是人体内酶、激素、抗体的重要原料，如胰岛素就是由蛋白质构成的。如果没有充足的蛋白质，各种酶、激素、抗体不能合成，会导致人体机能及代谢紊乱。

③通过葡萄糖的异生作用，58%的蛋白质可以转化为糖。但这不是蛋白质的主要功能。

④参与蛋白质生物合成的20种氨基酸，大部分人体可以自身合成。但其中有8种必需氨基酸人体不能自身合成，必须从食物蛋白质中获得。这8种氨基酸是赖氨酸、色氨酸、苯丙氨酸、亮氨酸、异亮氨酸、苏氨酸、蛋氨酸、缬氨酸。

在糖尿病饮食疗法里，应尽量多吃植物性蛋白质。一般糖尿病患者每日每千克体重应摄入蛋白质1克，但是病情控制不好或消瘦者，可将每日摄入的蛋白质增至每千克体重1.2~1.5克。如果患者的体重为60千克，那么每日需摄取60克蛋白质或70~90克蛋白质，这些蛋白质中，1/3应该来自优质蛋白，如牛乳、鸡蛋、猪瘦肉、各种大豆等。对于糖尿病患者来说，通过蛋白质提供的热能应占到一天的总摄取量的12% ~ 20%。比如，医生说某名患者每日所消耗的热量为8000千焦，那么由蛋白质提供的热量就应该是960 ~ 1600千焦，能提供这么多热量的蛋白质大约为60 ~ 100克。糖尿病患者如果为儿童，那么蛋白质的需要量就应该这样计算：每千克体重为2 ~ 3克，妊娠4个月后的糖尿病孕妇患者，每日摄入的蛋白质应比普通糖尿病患者增加15 ~ 25克。

⊙糖分

糖类是人体所必不可少的物质。糖尿病患者进食糖类食品要考虑其品种特点。

糖可分为三类，即单糖、双糖、多糖。

单糖的特点是甜度大，吸收速度快，食后迅速由消化道吸收进入血液，包括葡萄糖、果糖和半乳糖。

双糖由一分子的葡萄糖与另一分子的单糖组成，食后也很快进入血液，如蔗糖、麦芽糖等。

糖尿病病人由于胰岛功能下降，胰岛素对高血糖刺激的快速释放反应延迟。血糖迅速升高时，胰岛素本应迅速释放出来以降低血糖至正常范围，但糖尿病病人胰岛素缺乏这种快速释放，而只能缓慢上升，血糖在高峰值时，血中胰岛素浓度较低，等到血中胰岛素浓度达到峰值时，血糖已经下降，这时过多的胰岛素可引起低

血糖。

因此，不适当地食用单糖食物后，由于肠道吸收迅速，引起高血糖，进而可导致低血糖。糖尿病患者应该尽量少吃单糖或双糖类食物。吃水果一般不应超过相当于25克主食的量。

糖尿病患者应该食用的糖类主要是多糖，在各种谷类、根茎类以及硬果类食物如核桃、莲子等中含量丰富，多以淀粉的形式存在。淀粉需要经过一定的消化才能转化为单糖，其消化吸收过程较单糖和双糖缓慢，血糖升高过程所需的时间也延长，正好适应 I 型糖尿病患者胰岛素释放缓慢的状态，因此可以避免突然的高血糖及后发的低血糖反应。

食物中还有一种多糖叫食物纤维。研究发现经常吃含较多食物纤维膳食的糖尿病患者，空腹血糖或糖耐量曲线均低于少吃含食物纤维膳食的病人。

食用果胶（一种食物纤维）一段时间后，糖尿病患者餐后血糖上升幅度有所下降。服用粗粮、麦麸、豆类、蔬菜等含较多食物纤维及多糖的膳食后，糖尿病患者的尿糖量及所需胰岛素量明显减少。

因此，糖尿病患者饮食中多选用一些含食物纤维丰富的食物，对改善病情十分有益。

食物纤维虽属于多糖，但它不能供给人体热能，却起着其他糖类所不具备的作用：进食含食物纤维较多的食物，需较长时间的咀嚼，可以延缓胃的排空，增加饱

腹感，减少食物的摄入量；食物纤维可刺激胰岛素的释放，促进胆固醇从体内较快排出；食物纤维的亲水性可使粪便软化，便于排空，能预防便秘、阑尾炎、溃疡性结肠炎、痔疮及结肠癌；有的食物纤维如燕麦麸，能降低淀粉酶的活性，从而延缓糖的吸收速度；食物纤维对糖尿病的合并症，如动脉粥样硬化性病变引起的缺血性心脏病、肠功能紊乱、高脂血症、中风等，有一定作用。

糖尿病患者食物纤维每日摄入量应不低于25克。

各种食品每100克中食物纤维含量表

	名称	含量（克）		名称	含量（克）
种子类	芝麻（干）	3.1	菌 类	干燥香菇（水煮）	1.8
	芝麻（炒过）	3.2	蔬菜类	菠菜（生）	0.8
	榛子	3.4		菠菜（煮过）	1.0
	花生（干）	2.9		毛豆（生）	1.9
	花生（炒过）	3.0		毛豆（煮过）	2.9
谷 类	米（糙米）	1.0		青豌豆（生）	2.7
	米（精米）	0.3		青豌豆（煮过）	2.9
	米饭（糙米）	0.4		笔头菜（生）	1.9
	米饭（精米）	0.1		笔头菜（煮过）	2.5
	小米（糙谷）	7.0		艾叶（生）	2.2
	小米（精米）	0.5		艾叶（煮过）	2.5
	苞米（糙谷）	9.1		牛蒡（生）	1.4
	苞米（精米）	0.8		牛蒡（煮过）	1.6
	稗子（糙谷）	8.3	薯及淀粉类	精粉	1.6
	稗子（精米）	0.8		甘薯（生）	0.7
	荞麦（糙谷）	9.0		甘薯（芋粉）	1.9
	玉蜀黍（糙谷）	2.0		甘薯（蒸过晒干）	1.9
	玉蜀黍（煮过）	1.2		马铃薯（生）	0.4
	炒大麦粉	4.3		马铃薯（马铃薯泥）	1.6
	小麦胚芽	2.1		马铃薯（炸马铃薯）	1.8
	金橘（果皮）	3.0	藻 类	绿紫菜（阴干）	6.3
	柚子（果皮）	3.7		昆布（阴干）	10.4
豆 类	豌豆（干）	6.0		惠胡海苔（阴干）	8.3
	豌豆（煮过）	2.5		紫菜（阴干）	12.9
	蚕豆（干）	5.8		羊栖菜	9.2
	蚕豆（油炸）	6.4	其 他	萝卜干	6.6
	黄豆（黄豆粉）	4.6		葫芦条（干）	8.7
菌 类	黑木耳（干）	11.0		葫芦条（水煮）	1.1
	黑木耳（水煮）	1.1		晒干紫萁（干）	9.2
	白木耳（干）	12.8		晒干紫萁（煮过）	1.3
	白木耳（水煮）	1.2		茗荷	1.7
	干燥香菇（干）	8.9			

了解能有效降低血糖的
13种微量元素

许多疾病和微量元素的平衡失调有关，一种疾病往往与几种元素缺乏有关，在一般情况下，缺什么补什么。总之，要想身体健康，必须保持体内元素平衡。糖尿病是由于体内元素平衡失调所导致的慢性代谢性疾病，因此，糖尿病也应从元素平衡角度来治疗。

TOP 01 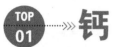 钙

◎维持胰岛素正常分泌，平衡血糖值。

●功能
调节神经兴奋性、控制肌肉收缩、帮助血液凝集、构成骨骼与牙齿、维持规律性心跳、协助体内铁的代谢。

●作用
对于人体来说，钙的任务是负责传达"分泌胰岛素"的讯息。血糖升高时，身体会需要胰岛素进行调节，此时，钙就需要启动功能，传达讯息给胰岛素β细胞，让它分泌胰岛素。因此，若身体缺乏钙，中间的联结出问题，胰岛素的分泌就会失常，血糖值就容易上升。

●食物来源
虾米、排骨、黄豆、豆腐、牛奶、小鱼干、西兰花、优酪乳。

●每日建议摄取量
成年男性、女性：1000毫克。

●缺乏时的症状
易骨折，经常腰背酸痛、腿部疼痛，易患骨质疏松症。

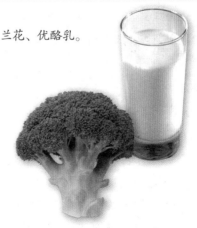

●营养小叮咛
当钙摄取量过多时，会影响镁的吸收。

TOP 02 ·······»» **铬**　　　　　◎调节体内糖类代谢，维持正常葡萄糖耐量

● 功能

参与糖类的代谢作用、促进胰岛素作用、维持核酸的稳定、协助输送蛋白质到所需的地方、调节基因表现、影响脂肪代谢作用。

● 作用

铬是葡萄糖耐量因子的组成部分，负责调节人体糖的代谢，同时维持正常的葡萄糖耐量，有助于血糖值的稳定。

● 食物来源

肝脏、牛肉、鸡肉、牡蛎、蛋、香蕉、苹果皮、土豆、酵母。

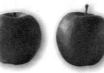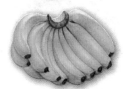

● 每日建议摄取量

成年男性、女性：0.09毫克。

● 缺乏时的症状

血糖升高、生长迟缓、易患神经炎。

TOP 03 ·······»» **镁**　　　　　◎稳定体内葡萄糖吸收效果，控制血糖

● 作用

对于细胞代谢作用而言，镁是不可或缺的元素。在糖的代谢过程中，镁扮演着"促进胰岛素分泌使葡萄糖进入细胞中"的角色。体内若缺乏镁，会降低胰岛素刺激葡萄糖吸收的效果，胰岛素阻抗的状况一旦发生，血糖的控制就会变得较困难。

● 食物来源

坚果类、空心菜、牛奶、小麦胚芽、燕麦、糙米。

● 每日建议摄取量

成年男性：360毫克，成年女性：315毫克。

● 缺乏时的症状

易暴躁、紧张，经常头痛、失眠或睡眠品质不好，高血压与心脏病发生的概率上升，肌肉痉挛、食欲不振、生长迟缓。

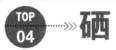

TOP 04 »» 硒

◎抗癌，防氧化，降低血糖

●功能

保护组织、细胞膜，防止被氧化破坏，有抗癌作用，消除已形成的过氧化物。

●作用

硒具有类似胰岛素的作用，可以促进葡萄糖的运转，以降低血糖。但摄取过少或过多都对糖尿病的病情不利，要特别注意。

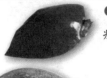

●食物来源

瘦肉，动物肝脏、肾脏，海鲜、南瓜、葱、蒜头、全谷类。

●每日建议摄取量

成年男性、女性：0.05毫克。

●缺乏时的症状

心脏扩大、心跳加快、生长迟缓。

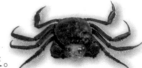

TOP 05 »» 锌

◎协助胰脏制造胰岛素，稳定血糖值

●功能

维持免疫功能，促进生长，促进性器官的发育，参与皮肤、毛发、指甲、口腔等位置的修补作用，参与蛋白质的合成与修补，帮助伤口的愈合。

◎作用

锌是胰脏制造胰岛素的必要元素，当身体缺乏锌，胰岛素制造量会失常，甚至无法制造，进而影响血糖值，引发糖尿病。

◎食物来源

紫菜、海带、虾蟹、牡蛎、牛肉、豆类、乳制品、蘑菇、花生、南瓜子。

◎每日建议摄取量

成年男性：15毫克，成年女性：12毫克。

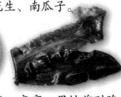

◎缺乏时的症状

免疫能力下降、食欲不振、生长迟缓、贫血、拉肚子、掉发、夜盲、男性前列腺肥大、动脉硬化。

TOP 06 »» 维生素B₁

◎分解和代谢糖类脂肪，促进细胞再生

● 作用

维生素B₁是重要的辅酶，主要参与糖类及脂肪的代谢，它可以帮助葡萄糖转变成能量。当维生素B₁不足时，会影响体内糖类的代谢功能，加重血糖值控制的困难度。

● 食物来源

猪肉、鸡肉、动物肝脏、豆类、花生、全谷类、酵母。

● 每日建议摄取量

成年男性、女性：1.2毫克（约15克猪肉的量就足够）。

● 缺乏时的症状

食欲不振、消化不良、疲劳、神经质、全身无力、多发性神经炎、注意力不集中、易怒、心脏肥大。

● 营养小叮咛

维生素B₁怕高温，容易在烹煮过程中被破坏，最好控制好火候。

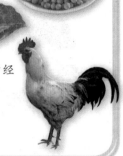

TOP 07 »» 维生素B₂

◎分解和代谢糖类，促进细胞再生

● 作用

维生素B₂可以帮助糖类分解与代谢，当体内的维生素B₂缺乏时，糖类分解与代谢的能力会较差，进而影响血糖值的控制状况。

● 食物来源

鱼、牡蛎、猪肉、动物肝脏、香菇、木耳、绿色蔬菜、蛋、豆类、花生、芝麻、牛奶、酵母、栗子。

● 每日建议摄取量

成年男性：1.3毫克，成年女性：1.0毫克。

● 缺乏时的症状

食欲不振、消化不良、疲劳、全身无力、易怒、神经质、多发性神经炎、注意力不集中、心脏肥大。

● 营养小叮咛

维生素B₂具有容易代谢的特性，不会蓄积在体内，必须经常补充。

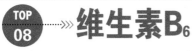

TOP 08 ⋙ 维生素B₆

◎稳定情绪，增强体内抗体

●作用

当缺乏维生素B₆时，身体会产生一种名为黄尿酸（Xanthurenic acid）的中间代谢物，这物质存留在体内会破坏胰脏细胞，最后导致糖尿病的发生。

●食物来源

鸡肉、鲑鱼、熟西兰花、熟菠菜、香蕉、牛奶、豆类、花生。

● 每日建议摄取量

成年男性：1.6毫克（约5根香蕉的量就足够），成年女性：1.4毫克（约4根半香蕉的量就足够）。

●缺乏时的症状

易贫血，患肾、膀胱结石，出现经前症候群，易患帕金森氏症、脂漏性皮肤炎。

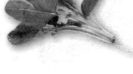

TOP 09 ⋙ 维生素A

◎强化葡萄糖耐受性，使身体更强健

●作用

黄绿色蔬果含有维生素A的前驱物质——胡萝卜素，胡萝卜素经过吸收代谢后会转为维生素A。其中，所有胡萝卜素中尤以β-胡萝卜素最佳，它有助于对抗破坏胰岛素的自由基。根据测量结果，血糖正常的受试者，血液中β-胡萝卜素浓度是最高的，而葡萄糖耐受性较差的人或糖尿病患者，其血液中β-胡萝卜素则依序降低。因此，多摄取胡萝卜素对糖尿病患者有所帮助。

●食物来源

动物肝脏、鱼肝油、小鱼干、鳗鱼、黄绿蔬菜、花椰菜、红白萝卜、芦笋、南瓜、甜瓜、西瓜、芒果、杏仁、蛋、牛奶。

●每日建议摄取量

成年男性：600微克（约70克南瓜的量），成年女性：500微克（约60克南瓜的量）。

●缺乏时的症状

皮肤干燥且粗糙，呼吸道易感染，泪液分泌不足，易患夜盲症，长期缺乏且未接受治疗者可能会失明。

TOP 10 ▶▶ 维生素C

◎消除体内自由基，对抗氧化现象

● 作用
维生素C可以促进糖类的代谢作用，有助于维持血糖值稳定。

● 食物来源
绿色蔬菜、青椒、包菜、花椰菜、番石榴、番茄、柳丁、草莓、奇异果。

● 每日建议摄取量
成年男性、女性：60毫克（约2颗奇异果的量就足够）。

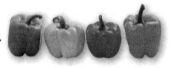

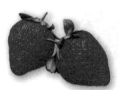

● 缺乏时的症状
生长迟缓、骨骼发育不全、肌肉关节酸痛、牙龈出血、容易淤青、贫血、皮肤干燥、患坏血病。

● 营养小叮咛
食物若清洗或加热烹煮过久，维生素C往往会流失，因此建议大火快炒或生食摄取，维生素C摄取后，会在2～3小时排泄掉，建议将一天的摄取量分次食用。根据最新研究显示，大量补充抗氧化维生素剂，可能会影响降胆固醇药物的疗效，建议最好还是由天然食物中获取维生素。

TOP 11 ▶▶ 锰

◎使脂肪酸正常代谢，稳定血糖

● 作用
促进胰岛素的作用、为许多酵素组成的成分、维持正常血液凝固的机制、维系骨骼及结缔组织的发展、促进中枢神经的正常运作。当体内缺少锰时，会引起脂肪酸代谢异常，导致血糖升高。

● 食物来源
绿色蔬菜、全谷类、豆类、茶叶、酵母、凤梨。

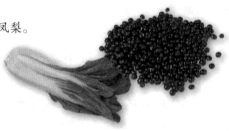

● 每日建议摄取量
成年男性、女性：2.5毫克。

● 缺乏时的症状
脂肪酸代谢异常、血糖升高。

维生素E

◎强化心血管，预防血管性并发症发生

● 作用

血糖值过高，过剩的葡萄糖会使得血液中的三酸甘油酯变多，当缺乏维生素E时，存在于血液中的胆固醇容易氧化而黏在血管内壁，致使血管变硬、管腔变窄，引发动脉硬化。建议糖尿病患者适量摄取维生素E，减少血管方面的并发症发生。

● 食物来源

肉、绿色蔬菜、全谷类、植物油、坚果类、蛋黄。

● 每日建议摄取量

成年男性：12毫克（约35克葵花油的量就足够），成年女性：10毫克（约30克葵花油的量就足够）。

● 缺乏时的症状

肌肉无力、肠胃不适、精神不集中、患溶血性贫血、易感染皮肤病、掉发。

● 营养小叮咛

植物油中多含维生素E，最有效的摄取方式是生吃。

次亚麻油酸

◎调节生理代谢机能，稳定血糖值

● 作用

次亚麻油酸是构成细胞膜与合成前列腺素的成分之一，具有调节生理代谢的功能，能够控制血糖量，让血糖变化趋于稳定。还可强化脑细胞及神经细胞、强化胰岛素作用、抑制血小板凝集、调节血脂肪组成、调节内分泌、调节血压、预防动脉硬化、减轻关节发炎症状。

● 食物来源

黄豆、黄豆制品、月见草油、葵花油、橄榄油。

● 缺乏时的症状

肌肉无力、视觉模糊、感觉异常、易患皮肤病。

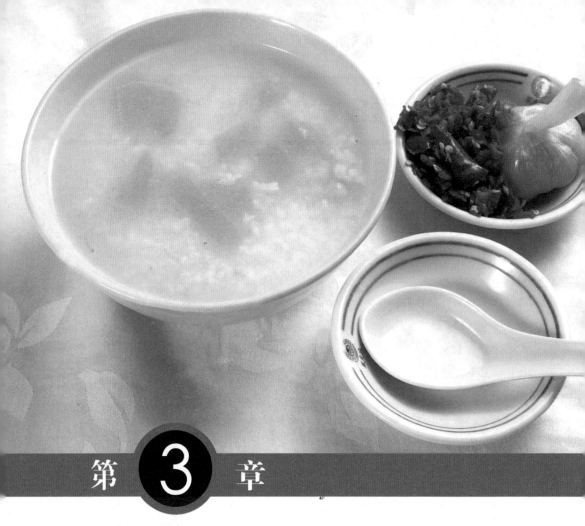

第3章

战胜糖尿病的6大饮食技巧

　　饮食疗法就是合理地控制饮食，使血糖保持在理想的范围内。糖尿病患者在满足人体各方面活动所需热量的前提下，要尽可能地减少不必要的热量摄入，以减轻胰岛的负担，利于药物控制血糖，增加身体对各种病毒的抵抗力。因此，糖尿病患者在平日的饮食中，要掌握相应的技巧。

技巧1: 了解饮食疗法对糖尿病人的重要性及其目标

饮食疗法是各类型糖尿病的治疗基础，是糖尿病最根本的治疗方法之一。不论属于何种类型的糖尿病，不论病情轻重或有无并发症，是否用胰岛素或口服降糖药治疗，都应该长期坚持饮食控制。

⊙饮食疗法的重要性

现代医学证明，正常人在饮食以后，随着血糖升高，胰岛素分泌也增多，从而使血糖下降并维持在正常范围，因此不会发生糖尿病。糖尿病患者，由于胰岛功能减退，胰岛素分泌绝对或相对不足，胰岛素不能在饮食后随血糖升高而增加，不能起到有效的降血糖作用，血糖就会超出正常范围。此时，糖尿病患者若再像正常人那样饮食，不进行饮食控制，甚至过度饮食，就会使血糖升得过高，并且会对本来就分泌不足的胰岛组织产生不利影响，使胰岛功能更差，胰岛素的分泌更少，从而使病情进一步加重。所以，糖尿病人要合理地进行饮食控制。

饮食疗法是各类型糖尿病的治疗基础，是糖尿病最根本的治疗方法之一。不论属于何种类型糖尿病，不论病情轻重或有无并发症，是否用胰岛素或口服降糖药治疗，都应该长期坚持饮食控制。对肥胖的II型糖尿病患者或老年病例，可以把饮食疗法作为主要的治疗方法，适当地配合口服降糖药，就能达到有效控制病情的目的；对I型糖尿病及重症病例，更应在胰岛素等药物治疗的基础上，积极控制饮食，才能使血糖得到有效控制并防止病情的恶化。所以，饮食疗法作为糖尿病的基础疗法，必须严格遵循。

⊙食疗的目标

① 减轻胰岛负担，使血糖、血脂达到或接近正常值，并防止或延缓心血管疾病等并发症的发生与发展。

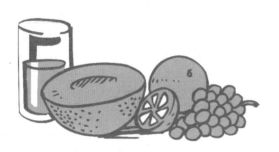

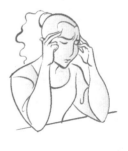

②维持健康，使成人能从事各种正常的活动，儿童能正常地生长发育。

③维持正常的体重。肥胖者控制体重，可以改善受体对胰岛素的敏感性；消瘦者可使体重增加，以增强对传染病毒的抵抗力。

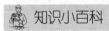 知识小百科

历年糖尿病日主题

　　世界糖尿病日是由世界卫生组织和国际糖尿病联盟于1991年共同发起的，定于每年的11月14日，其宗旨是引起全球对糖尿病的警觉。

　　1992年糖尿病日主题——糖尿病：一个与所有国家所有人有关的健康问题；

　　1993年糖尿病日主题——糖尿病儿童与成长；

　　1994年糖尿病日主题——糖尿病与老年；

　　1995年糖尿病日主题——糖尿病和教育，降低无知的代价；

　　1996年糖尿病日主题——胰岛素与生命；

　　1997年糖尿病日主题——全球的觉醒：改善生命的关键；

　　1998年糖尿病日主题——糖尿病人的权利；

　　1999年糖尿病日主题——糖尿病的代价；

　　2000年糖尿病日主题——新千年糖尿病和生活方式；

　　2001年糖尿病日主题——糖尿病心血管疾病与社会负担；

　　2002年糖尿病日主题——糖尿病与您的眼睛：不可忽视的危险因素；

　　2003年糖尿病日主题——糖尿病损害肾脏；

　　2004年糖尿病日主题——糖尿病与肥胖；

　　2005年糖尿病日主题——糖尿病与足部护理；

　　2006年糖尿病日主题——人人享有糖尿病保健；

　　2007年糖尿病日主题——糖尿病和儿童青少年；

　　2008年糖尿病日主题——糖尿病和儿童青少年。

技巧2：遵循一日三餐的6个进食原则

怎么吃对稳定血糖值最有效？糖尿病患者不但三餐进食的时间要规律，进食的内容也要遵循一定的原则。掌握6大进食原则，循序渐进，您就能轻松吃出美味和健康！

⊙三餐进食量各有标准

早上吃好，是指早晨应摄入充足的营养。因为前一天晚上吃完晚饭后到第二天早晨这段时间已经很长了，体内所储备的能量已消耗殆尽，所以早餐要进食营养充足的食物。如可吃一个鸡蛋、半个馒头，喝一杯牛奶，加点凉拌菜就可以了。鸡蛋补充了蛋白质，牛奶补充了部分蛋白质和一些矿物质，馒头补充了碳水化合物，蔬菜补充了维生素，虽然简单却营养丰富，搭配合理。午餐吃饱，指的是中午的食量可能稍大，营养可以更丰富一些。因为上午要从事繁重的工作，下午仍然要从事工作，所以午餐的量可以稍大，营养丰富一点，一些肉类食物宜在中午食用。对于糖尿病患者而讲，所谓饱是指七八分饱即可，不可过饱。晚餐吃少，指的是一方面总量要少，另一方面要清淡，不宜大量食用肉类等脂肪含量过高的食物，因为晚上一般活动量较小，这样利于控制体重。

⊙粗细粮搭配，荤素均衡

粗细粮搭配很重要，一般情况下一天吃一顿粗粮、两顿细粮就可以了。粗粮和细粮给人体提供的能量是不完全一样的，单纯只吃粗粮或只吃细粮都是不合适的。在食用的粗粮中宜选用易于消化吸收的粗粮，如玉米面、小米面、全麦粉等，不宜大量食用难以消化吸收的粗粮。细粮可选用白面、大米。但主食总量应适当控制，一般控制在250～400克即可，具体视病人的身体状况和体力劳动强度而定。肉蛋奶宜适量，一般每天食用100～150克肉类即可，以鱼肉为优

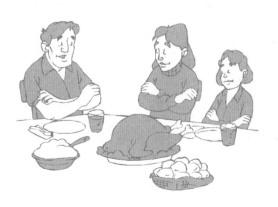

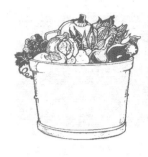

选，其次可选用鸡肉、鸭肉、牛肉、羊肉，同时每天可饮用鲜奶250克。此外，病人应适当增加蔬菜的摄入量，蔬菜富含纤维素和维生素，每餐都应食用。但对于糖尿病患者，蔬菜的烹饪方法应当讲究一些，一般主张多用清蒸、清炖、清炒的烹饪方法，少用煎、烤、油炸的方法，以减少脂肪的摄入。

⊙ 每顿八分饱，下顿不饥饿

每顿进餐量不宜过大，以下次进餐前不感到十分饥饿为度。若两餐之间感到饥饿，可以采用少食多餐的方法，中间适当加餐，这样可以避免一次大量进食后，血糖明显升高，减少对病人的危害，亦不宜食用直接加糖的食品，以防血糖升高过快。以上是比较简单的饮食原则，除此之外还有些问题和糖尿病人关系密切。一是糖尿病人是否可以吃水果。我们认为病人在血糖控制理想的情况下可以考虑少量食用水果，以选择含糖量10%以下的水果为好，这些水果主要有苹果、鸭梨、草莓、桃子、西瓜等，对于一些含糖量较高的水果如山楂、香蕉、红枣则尽量少食用。同时注意，吃水果的时间放在白天的两餐之间为好，这样可以减少对血糖的影响。对于一些含脂肪较多的坚果，如花生、瓜子仁、核桃仁，不主张大量食用，以免加重脂肪代谢紊乱，降低受体结合率。二是糖尿病人的饮酒问题。一般情况下，糖尿病人是应当禁酒的。若原本就有饮酒的习惯，一时难以戒除的，可以少量饮用一些干红、干白葡萄酒，不主张饮用白酒和啤酒。

⊙ 每日饮食量的理想比例

糖尿病患者一日三餐的饮食量是有一定比例限制的，除了老人或自行在家疗养的人以外，一日三餐的饮食量应以早餐、午餐、晚餐各1/3，或早餐1/5、午餐2/5、晚餐2/5的比例搭配。这个比例并不是绝对固定不变的，有时候我们会在早餐摄入较多的食物，但是因为早餐提供的营养在一天中都会被人体不断吸收、利用，所以不会对糖尿病的控制和减肥造成什么大的威胁。可是这种情况同样是相对的，通常状况下，晚上的人们不怎么活动，参加运动的量很少，强度也很小，如果在这种情况下摄入过多的食物，那么相对不易被利用的能量就增加了，不但起不到减肥的效果，反而会让身体长胖。所以为了避免这种情况的发生，必须谨慎控制晚餐的饮食量。午餐对于所有人来说，意义都是非常重大的。它能够补给午后人体消耗所需的能量，人体活动量最大、工作强度最大的时候，也是在午后。但是糖尿病患者若要减肥，其午餐的饮食量可以和早餐差不多，或稍微减少一些。

另外，老人或病人，早餐量可以稍

多，但是请按照午餐比早餐稍少，晚餐又较午餐稍少的比例进食。值得注意的是，无论早餐、午餐、晚餐的比例如何，都要遵循一天饮食总摄入量的标准。

⊙ 淡、缓、暖的饮食法则

饮食口味过重，对身体不利。传统中医为说明这个道理，曾用"五味"理论解释说：过多食酸味的东西，因酸味入肝，则会使肝气偏盛，脾气衰弱；过多食咸味的东西，因咸味入肾，肾主骨，则会引起大骨之气劳倦困惫，肌肉短缩、心气抑郁；过多食甘味的东西，甘之性缓滞，会使心气喘满，面色黑，肾气不能平衡；过多食苦味的东西，则脾气不得濡润，消化不良，胃部就要胀满；过多食辛味的东西，则筋脉败坏而松弛，精神也同时受到损害。因此，注意调和饮食五味，使其不偏不重，便可以骨骼强健、筋脉柔和、气血流畅，皮肤肌理固密，这样身体便健康。正因人们发现清淡的食品有益于身体，所以很早就总结了"淡食最补人"的摄食格言。对于糖尿病人，尤其是并发肾病的患者，日常饮食除了应遵循一般的保健要求外，更要注意少食钠盐。

饮食宜缓，就是饮食时不要暴饮暴食、粗嚼急咽。消化食物，咀嚼是第一道工序，只有第一道工序加工得好，食物到了肠胃才能更好地被消化吸收。粗嚼急咽式的进食有两大害处：其一，咀嚼程度的不同会影响人体对食物营养成分的吸收。有实验证明，

粗嚼者比细嚼者要少吸收蛋白质13%、脂肪12%、纤维素43%，可见细嚼慢咽作用之重要。其二，粗嚼急咽会加重胃和胰腺等脏器的负担，时间一长，容易导致一些疾病的发生。对饮食宜缓问题，古人早有认识，"饮食缓嚼，有益于人者三：盖细嚼则食之精华，能滋补五脏，一也；脾胃易于消化，二也；不致吞呛噎咳，三也。"这一总结，至今看来仍是非常有道理的，糖尿病患者尤其应该注意。

糖尿病人的饮食温度要适中，过烫或过寒的饮食都将引起不良反应。按照中医理论，人的脾胃特点之一是喜暖而怕寒，所以生冷的食物不宜多吃。饮食宜暖这一科学的摄食法则在我国医学名著《黄帝内经》中早有记载："饮食者，热无灼灼，寒无沧沧，寒温中适，故气将持，乃不致邪僻也。"其意思是说，凡饮食，热的食物切不可温度太高，寒的饮食也不可温度太低，如果我们吃的食物能温度适中，那么，人体的正气将不会受到损伤，病邪也就不会乘虚而侵犯机体，这样身体也就会健康。

⊙ 选择营养均衡的食品

一天中可以进食的食量，以生存所需的最低量为一天总摄取量的基准。这或许会让你觉得有些不满足，常常处于半饥饿状态，但是吃得太多会造成血糖值上升、病情恶化等不良状况的产生。即便是这样，也不要因为量少而随便找点什么东西

填肚子，还是应该在讲究营养均衡的基础上多下工夫，多用一份心。

早在18世纪，科学家已开始进行营养与健康的研究，计算人类对各种营养素的需求量及各种营养素对身体的影响。多年来营养师竭力将这些科学理论演绎成简单、容易实践的饮食方法，这就是均衡饮食法。为了方便理解，营养学家专门用"食物金字塔"的原理来表示人类对不同类食物的需求。最底层的五谷类含丰富的淀粉质，食后令我们有饱足的感觉，亦是活动能量的来源。五谷类还含少量B族维生素，可协助身体内的生化作用。选择此类食物时，应注意隐藏在食物内可能对身体的代谢功能造成负荷的多余的油、糖及盐分。我们可以选择米粉、通心粉、上海面等经干炼的五谷类，淡味的方包、麦包及快熟麦片等。上一层是蔬菜、水果类，它们含丰富的维生素、矿物质及纤维素。多吃这类食物可以增强身体抵抗能力，防止便秘。蔬菜含热量较低，但如果用过量的油去烹调，就会令身体吸收并积聚过多的脂肪。蔬菜中的维生素C经过高温，大部分会被氧化而失去效用，所以对于我们这个不惯于生吃蔬菜的民族，水果在饮食中的价值就特别高，每天吃两至三种水果可以补充维生素。再上一层是蛋白质类食物，即肉、鱼、家禽、蛋、奶、豆类及其制成品。蛋白质可构成身体内组织，供生长和修补细胞之用。蛋白质亦可用来制造抗体，对抵抗疾病及感染有极大的帮助。肉类及豆类亦含丰富的铁质，可帮助身体制造血液。选择肉类时

应以瘦肉为主，家禽亦要去皮去油脂才可烹调。一般豆类及其制成品蛋白质含量较低，要达到需求量，就要吃比较大的分量了。奶类食品含丰富的钙质，有预防骨质疏松之用。我们可以选择低脂低糖的脱脂奶、低脂奶、芝士、乳酪或补充钙质的纯豆浆。最顶层是油、糖及盐分。油分有助制造细胞膜，糖分可为身体提供能量，盐分可维持体内水分的平衡，调节体液的盐碱度。它们亦被用作调味料，能增添菜的香味。但进食过量的油及糖分，会引致肥胖症及一些慢性疾病如心脏病，吃了过多盐亦可能引起高血压。

均衡饮食法除了主张要注重各类食物的选择外，亦主张将各类食物平均分布在一天的各餐内。身体不是一部万能的机器，两餐不吃，然后饱餐一顿，会带给身体负荷。最理想的饮食方法为早、午、晚三餐，然后两餐之间吃一些营养丰富而热量低的零食。主餐内要包括五谷、蛋白质及蔬菜类食物。零食可作为提供营养及补给少许热量之用。对于一些食量少的人，吃零食亦可补充在主餐内吸收不足的热量。

自己拟定菜单、调配饮食的人，一定要对各种食物的营养含量进行全面的调查，并对其加以调配，以达到营养均衡的效果。若选择进食破坏营养均衡的食品，糖尿病控制状态会恶化，而饮食疗法也就无法发挥功效。最好在拟定菜单之后，找专业医师看看，听听他们的意见，如果医生对此存有异议，那么就应该充分尊重医生的意见，对自己的菜单做适当的调整，

或重新拟定饮食计划。接受专业饮食疗法的人，则不用这样麻烦，只要照着医生的指示去调理即可。因为这些菜单内容都是专门的医师及营养师，根据你的糖尿病控制状况和你的生活内容而制订出来的，制订之时就已经全面考虑到了你的所有情况，所以在营养均衡方面不存在问题，你尽可放心地照此执行。

知识小百科

冬季谨防吃出糖尿病

糖尿病的发生与季节的关系非常密切。在一般的情况下，冬季的血糖要比春秋两季高，夏季是一年中血糖最低的季节。

许多轻度糖尿病患者没有定期检查血糖的习惯，大多两个月才去查一次，有的甚至三个月查一次。冬季气候寒冷，谁都不愿意去医院，直到觉得食欲骤然增加，裤带越来越紧绷时才去找大夫。一查血糖，吓了一跳，比平时高了许多。条件较好的病人，家里购买了微型血糖测量仪，过了农历"大寒"以后，也会发现自己的血糖指数呈直线上升。因此，内分泌医学专家向40岁以上的正常人和患有糖尿病的人提出以下忠告：别总以为自己是个健康人，在寒冷的冬季，只要发现食欲骤增、胃口大开、小便增多、不愿活动、开始发胖，就应上医院检查血糖，也许你已经是隐性糖尿病患者了。冬季人们为了驱寒，每天都吃许多油腻的食物，身体会迅速发胖，而肥胖正是造成糖尿病的原因之一。不少人由于不会正确地吃，因而患上此病，从而"造就"了不少糖尿病患者或准糖尿病患者。轻度的糖尿病患者，别总以为自己一直在坚持用药就掉以轻心，冬季一个月或半个月就应该上医院去检查一次血糖。重度的糖尿病患者，冬季最容易因血糖骤然升高出现并发症，更应随时与医生保持联系。

在冬季，糖尿病患者要控制饭量，这里的"饭"，是指广义的粮食，包括米、面、玉米、山芋、土豆，乃至豆制品、肉、蛋、奶类。因为脂肪与蛋白质都可转化为糖，最好能合理调整自己的饮食结构，多吃绿叶蔬菜，少吃淀粉及高脂类食物。除了调整饮食结构以外，糖尿病患者还应适当运动。别总是找借口整天躺在沙发上看电视，要知道，糖尿病是吃出来和躺出来的。

技巧3：了解常见食物的热量

糖尿病患者在饮食中应该控制糖分、脂肪、蛋白质三大营养物质的摄入。

糖分、脂肪、蛋白质的代谢和分解是受胰腺分泌的胰岛素控制的，如果摄入的三大供热营养物质太多，胰岛素就会大量分泌，但是组织细胞表面没有那么多胰岛素受体与这些胰岛素结合，这样胰岛素不能全部发挥作用，血糖还是会升高，血糖的升高反过来又会刺激胰腺分泌更多的胰岛素。长此以往，胰腺终于不堪重负而衰竭，胰岛素分泌真的不足了，就导致了糖尿病。

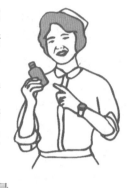

所以糖尿病患者在饮食中应该控制糖分、脂肪、蛋白质三大营养物质的摄入，也即控制摄入的总热量。

⊙常见食品热量表

五谷类、豆类的热量表			
食品名称	热量（千卡）/可食部分（克）	食品名称	热量（千卡）/可食部分（克）
油炸土豆片	612/100	白薯干	612/100
黑芝麻	531/100	土豆粉	337/100
白芝麻	517/100	粉条	337/100
油面筋	490/100	地瓜粉	336/100

续

食品名称	热量（千卡）/ 可食部分（克）	食品名称	热量（千卡）/ 可食部分（克）
方便面	472/100	玉米（白）	336/100
油饼	399/100	玉米（黄）	335/100
油条	386/100	粉丝	335/100
莜麦面	385/100	黑米	333/100
燕麦片	367/100	煎饼	333/100
小米	358/100	大麦	307/100
薏米	357/100	荞麦粉	304/100
籼米（标一）	351/100	烧饼（糖）	302/100
高粱米	351/100	切面（富强粉）	285/100
富强粉	350/100	切面（标准粉）	280/100
通心粉	350/100	烙饼	255/100
大黄米（黍）	349/100	馒头（蒸，标准粉）	233/100
粳米（标二）	348/100	花卷	217/100
挂面（富强粉）	347/100	馒头（蒸，富强粉）	208/100
玉米糁	347/100	烤麸	121/100
米粉（干，细）	346/100	米饭（蒸，粳米）	117/100
香大米	346/100	米饭（蒸，籼米）	114/100
籼米（标二）	345/100	面条（煮，富强粉）	109/100
挂面（标准粉）	344/100	鲜玉米	106/46
标准粉	344/100	白薯（白心）	104/86

食品名称	热量（千卡）/ 可食部分（克）	食品名称	热量（千卡）/ 可食部分（克）
血糯米	343/100	白薯（红心）	99/90
粳米（标一）	343/100	粉皮	64/100
黄米	342/100	小米粥	46/100
玉米面（白）	340/100	米粥（粳米）	46/100
玉米面（黄）	340/100	豆沙	243/100
素虾（炸）	576/100	红豆馅	240/100
腐竹皮	489/100	素火腿	211/100
腐竹	459/100	桂林腐乳	204/100
豆浆粉	422/100	豆腐丝	201/100
黄豆粉	418/100	素鸡	192/100
豆腐皮	409/100	素什锦	173/100
油炸豆瓣	405/100	素大肠	153/100
油炸豆花	400/100	薰干	153/100
黑豆	381/100	酱豆腐	151/100
黄豆	359/100	香干	147/100
蚕豆（干，去皮）	342/93	豆腐干	140/100
卤干	336/100	上海南乳	138/100
虎皮芸豆	334/100	菜干	136/100
绿豆面	330/100	腐乳（白）	133/100
绿豆	316/100	臭豆腐	130/100

续

食品名称	热量（千卡）/可食部分（克）	食品名称	热量（千卡）/可食部分（克）
豌豆（干）	313/100	南豆腐	57/100
红小豆	309/100	豆奶	30/100
蚕豆（干，带皮）	304/100	豆腐脑	10/100

蔬菜类的热量表

食品名称	热量（千卡）/可食部分（克）	食品名称	热量（千卡）/可食部分（克）
干姜	273/95	茄子（绿皮）	25/90
蕨菜（脱水）	251/100	苋菜（青）	25/74
竹笋（黑笋，干）	213/76	雪里红	24/94
辣椒（红尖，干）	212/88	小葱	24/73
黄花菜	199/98	菠菜	24/89
竹笋（白笋，干）	196/64	菜花	24/82
紫皮大蒜	136/89	茴香	24/86
大蒜	126/85	小叶芥菜	24/88
毛豆	123/53	茭白	23/74
豌豆	105/42	油菜	23/87
蚕豆	104/31	辣椒（青，尖）	23/84
慈姑	94/89	南瓜	22/85
番茄酱（罐头）	81/100	柿子椒	22/82

食品名称	热量（千卡）/可食部分（克）	食品名称	热量（千卡）/可食部分（克）
芋头	79/84	圆白菜	22/86
土豆	76/94	韭黄	22/88
甜菜	75/90	油豆角	22/99
藕	70/88	毛竹笋	21/67
苜蓿	60/100	心里美萝卜	21/88
荸荠	59/78	蒜黄	21/97
山药	56/83	茼蒿	21/82
香椿	47/76	番茄罐头（整）	21/100
枸杞菜	44/49	茄子	21/93
黄豆芽	44/100	丝瓜	20/83
胡萝卜（黄）	43/97	空心菜	20/76
鲜姜	41/95	木耳菜	20/76
洋葱	39/90	白萝卜	20/95
胡萝卜（红）	37/96	油菜苔	20/93
扁豆	37/91	竹笋（春笋）	20/66
蒜苗	37/82	芹菜	20/67
羊角豆	37/88	芥蓝	19/78
苦菜	35/100	竹笋	19/63
刀豆	35/92	西红柿	19/97
芥菜头	33/83	长茄子	19/96

续

食品名称	热量（千卡）/ 可食部分（克）	食品名称	热量（千卡）/ 可食部分（克）
西兰花（绿菜花）	33/83	苦瓜	19/81
辣椒（红小）	32/80	菜瓜	18/88
香菜	31/81	西葫芦	18/73
苋菜（紫）	31/73	芦笋	18/90
芹菜叶	31/100	莴笋叶	18/89
青萝卜	31/95	绿豆芽	18/100
茎蓝	30/78	西洋菜（豆瓣菜）	17/73
大葱（鲜）	30/82	黄瓜	15/92
冬寒菜	30/58	小白菜	15/81
豆角	30/96	牛利生菜	15/81
白豆角	30/97	大白菜（青白口）	15/83
青蒜	30/84	大白菜（酸菜）	14/100
豇豆	29/97	大白菜（小白口）	14/85
豇豆（长）	29/98	大叶芥菜（盖菜）	14/71
豌豆苗	29/98	旱芹	14/66
红菜苔	29/52	萝卜樱（白）	14/100
四季豆	28/96	莴笋	14/62
荷兰豆	27/88	葫芦	14/87
木瓜	27/86	生菜	13/94
韭菜	26/90	冬瓜	11/80

续

食品名称	热量（千卡）/可食部分（克）	食品名称	热量（千卡）/可食部分（克）
白菜苔	25/84	竹笋（鞭笋）	11/45

水果干果类的热量表

食品名称	热量（千卡）/可食部分（克）	食品名称	热量（千卡）/可食部分（克）
松子仁	698/100	猕猴桃	56/83
松子（生）	640/32	黄元帅苹果	55/80
核桃（干）	627/43	金橘	55/100
松子（炒）	619/31	京白梨	54/79
葵花子（炒）	616/52	国光苹果	54/78
葵花子仁	606/100	桃（黄桃）	54/93
山核桃（干）	601/24	海棠罐头	53/100
葵花子（生）	597/50	倭锦苹果	50/86
榛子（炒）	594/21	鸭广梨	50/76
花生（炒）	589/71	葡萄（巨峰）	50/84
花生仁（炒）	581/100	葡萄（玫瑰香）	50/86
南瓜子（炒）	574/68	桑葚	49/100
西瓜子（炒）	573/43	青香蕉苹果	49/80
南瓜子仁	566/100	红香蕉苹果	49/87
花生仁（生）	563/100	黄香蕉苹果	49/88

续

食品名称	热量（千卡）/ 可食部分（克）	食品名称	热量（千卡）/ 可食部分（克）
西瓜子仁	555/100	橄榄	49/80
榛子（干）	542/27	莱阳梨	49/80
杏仁	514/100	苹果梨	48/94
白果	355/100	紫酥梨	47/59
栗子（干）	345/73	冬果梨罐头	47/100
莲子（干）	344/100	橙子	47/74
葡萄干	341/100	巴梨	46/79
苹果脯	336/100	祝光苹果	46/86
杏脯	329/100	桃（旱久保）	46/89
核桃（鲜）	327/43	樱桃	46/80
金丝小枣	322/81	红富士苹果	45/85
无核蜜枣	320/100	福橘	45/67
桂圆肉	313/100	印度苹果	44/90
桃脯	310/100	红玉苹果	43/84
西瓜脯	305/100	酥梨	43/72
大枣（干）	298/88	鸭梨	43/82
杏酱	286/100	葡萄（紫）	43/88
海棠脯	286/100	桃（五月鲜）	42/93
苹果酱	277/100	蜜橘	42/76
桂圆干	273/37	菠萝	41/68

续

食品名称	热量（千卡）/ 可食部分（克）	食品名称	热量（千卡）/ 可食部分（克）
桃酱	273/100	雪花梨	41/86
草莓酱	269/100	番石榴	41/97
干枣	264/80	桃（久保）	41/94
柿饼	250/97	蜜桃	41/88
椰子	231/33	柚子（文旦）	41/69
乌枣	228/59	四川红橘	40/78
黑枣	228/98	苹果罐头	39/100
密云小枣	214/92	枇杷	39/62
沙枣	200/41	冬果梨	37/87
小叶橘	38/81	杏子罐头	37/100
红果（干）	152/100	杏	36/91
酒枣	145/91	李子	36/91
鲜枣	122/87	柠檬	35/66
红果	95/76	哈密瓜	34/71
香蕉	91/59	西瓜（京欣一号）	34/59
人参果	80/88	糖水梨罐头	33/100
海棠	73/86	芒果	32/60
柿子	71/87	草莓	30/97
桂圆（鲜）	70/50	芭蕉	109/68
荔枝（鲜）	70/73	杨桃	29/88

续

食品名称	热量（千卡）/可食部分（克）	食品名称	热量（千卡）/可食部分（克）
甘蔗汁	64/100	杨梅	28/82
青皮石榴	61/55	柠檬汁	26/100
无花果	59/100	香瓜	26/78
红元帅苹果	59/84	西瓜（郑州三号）	25/59
红星苹果	57/85	白兰瓜	21/55

肉类的热量表

食品名称	热量（千卡）/可食部分（克）	食品名称	热量（千卡）/可食部分（克）
猪肉（肥）	816/100	牛舌	196/100
羊肉干（绵羊）	588/100	鸡翅	194/69
腊肠	584/100	猪大肠	191/100
猪肉（血脖）	576/90	猪耳	190/100
猪肉（肋条肉）	568/96	猪肉（腿）	190/100
牛肉干	550/100	瓦罐鸡汤（肉）	190/100
酱汁肉	549/96	卤猪杂	186/100
鸭皮	538/100	腊肉	181/100
香肠	508/100	鸡腿	181/69
母麻鸭	461/75	羊蹄筋（生）	177/100
牛肉松	445/100	鸡心	172/100

续

食品名称	热量（千卡）/可食部分（克）	食品名称	热量（千卡）/可食部分（克）
鸡肉松	440/100	煨牛肉（罐头）	166/100
北京烤鸭	436/80	酱驴肉	160/100
广东香肠	433/100	猪蹄筋	156/100
北京填鸭	424/75	猪肉（里脊）	155/100
瓦罐鸡汤（汤）	408/100	牛蹄筋	151/100
猪肉松	396/100	鸭掌	150/59
猪肉（肥，瘦）	395/100	牛蹄筋（熟）	147/100
肉鸡	389/74	沙鸡	147/41
咸肉	385/100	鸭翅	146/67
公麻鸭	360/63	鸭心	143/100
猪肉（软五花）	349/85	火鸡肝	143/100
猪肉（硬五花）	339/79	猪肉（瘦）	143/100
猪肉（前蹄膀）	338/67	羊脑	142/100
宫爆肉丁（罐头）	336/100	牛肝	139/100
猪肉（后臀尖）	331/97	羊肝	134/100
猪肉（后蹄膀）	320/73	鸡胸脯肉	133/100
金华火腿	318/100	猪脑	131/100
猪肘棒（熟）	314/72	猪肝	129/99
盐水鸭（熟）	312/81	鹅肝	129/100
蒜肠	297/100	鸭肝	128/100

续

食品名称	热量（千卡）/可食部分（克）	食品名称	热量（千卡）/可食部分（克）
羊肉（冻，山羊）	293/100	土鸡	124/58
猪肉香肠罐头	290/100	马肉	122/100
烧鹅	289/73	鸡肝（肉鸡）	121/100
羊肉（冻，绵羊）	285/100	鸡肝	121/100
风干肠	283/100	猪心	119/97
小红肠	280/100	羊肉（瘦）	118/90
方腿	117/100	狗肉	116/80
猪排骨	278/72	驴肉（瘦）	116/100
大肉肠	272/100	羊心	113/100
酱羊肉	272/100	羊肉（前腿）	111/71
大腊肠	267/100	乌骨鸡	111/48
酱鸭	266/80	鹌鹑	110/58
猪蹄	266/60	猪肚	110/96
猪大排	264/68	羊肉（胸脯）	109/81
午餐肠	261/100	羊肉（颈）	109/74
红果肠	260/100	牛肉（瘦）	106/100
猪蹄（熟）	260/43	火鸡胸脯肉	103/100
母鸡（一年内鸡）	256/66	羊肉（后腿）	102/77
鸡爪	254/60	兔肉	102/100
驴肉（熟）	251/100	牛肉（前腱）	100/95

续

食品名称	热量（千卡）/可食部分（克）	食品名称	热量（千卡）/可食部分（克）
酱鸭（罐头）	248/93	鹅肫	100/100
猪肘棒	248/67	牛肉（后腿）	98/100
腊羊肉	246/100	猪腰子	96/93
酱牛肉	246/100	牛肉（前腿）	95/100
鹅	245/63	牛肺	94/100
鸭舌	245/61	羊肉（脊背）	94/100
烤鸡	240/73	牛肉（后腱）	93/94
鸭	240/68	鸭肫	92/93
羊肉串（电烤）	234/100	猪小肠	65/100
猪口条	233/94	火鸡腿	90/100
午餐肉	229/100	羊肾	90/100
小肚	225/100	鸭胸脯肉	90/100
羊舌	225/100	羊肚	87/100
羊肉串（炸）	217/100	野兔肉	84/100
羊肉（熟）	215/100	猪肺	84/97
扒鸡	215/66	牛肚	72/100
火腿肠	212/100	羊大肠	70/100
猪肝（卤煮）	203/100	鸭血（白鸭）	58/100
鸽	201/42	羊血	57/100
猪肉（清蒸）	198/100	猪血	55/100
羊肉（肥，瘦）	198/90	鸡血	49/100

蛋类的热量表

食品名称	热量（千卡）/ 可食部分（克）	食品名称	热量（千卡）/ 可食部分（克）
蛋黄粉	644/100	松花蛋（鸭）	171/90
鸡蛋粉	545/100	鹌鹑蛋	160/86
鸭蛋黄	378/100	鸡蛋（红皮）	156/88
鸡蛋黄	328/100	鹌鹑蛋（五香罐头）	152/89
鹅蛋黄	324/100	鸡蛋（白皮）	138/87
鹅蛋	196/87	鸡蛋白	60/100
咸鸭蛋	190/88	鹅蛋白	48/100
鸭蛋	180/87	鸭蛋白	47/100
松花蛋（鸡）	178/83		

奶类的热量表

食品名称	热量（千卡）/ 可食部分（克）	食品名称	热量（千卡）/ 可食部分（克）
黄油	892/100	炼乳（罐头，甜）	332/100
奶油	720/100	奶酪	328/100
黄油渣	599/100	奶豆腐（鲜）	305/100
牛奶粉（母乳化奶粉）	510/100	酸奶	72/100
羊奶粉（全脂）	498/100	果料酸奶	67/100
牛奶粉（强化维生素）	484/100	母乳	65/100
牛奶粉（全脂）	478/100	酸奶（中脂）	64/100

续

食品名称	热量（千卡）/可食部分（克）	食品名称	热量（千卡）/可食部分（克）
奶片	472/100	酸奶（高蛋白）	62/100
牛奶粉（全脂速溶）	466/100	羊奶（鲜）	59/100
奶皮子	460/100	脱脂酸奶	57/100
牛奶粉（婴儿奶粉）	443/100	牛奶	54/100
奶疙瘩	426/100	牛奶（强化VA，VD）	51/100
冰淇淋粉	396/100	酸奶（橘味脱脂）	48/100
奶豆腐（脱脂）	343/100	果味奶	20/100

水产类的热量表

食品名称	热量（千卡）/可食部分（克）	食品名称	热量（千卡）/可食部分（克）
鲮鱼（罐头）	399/100	金线鱼	100/40
蛏干	340/100	鲈鱼	100/58
鲍鱼（干）	322/100	鳙鱼（胖头鱼）	100/61
鱿鱼（干）	313/98	小黄花鱼	99/63
鱼片干	303/100	虹鳟鱼	99/57
墨鱼（干）	287/82	罗非鱼	98/55
干贝	264/100	蛤蜊（毛蛤蜊）	97/25
海参	262/93	泥鳅	96/60
鱼子酱（大麻哈）	252/100	大黄鱼	96/66

续

食品名称	热量（千卡）/ 可食部分（克）	食品名称	热量（千卡）/ 可食部分（克）
丁香鱼（干）	196/100	海蟹	95/55
海米	195/100	梭子蟹	95/49
堤鱼	191/64	螯虾	93/31
河鳗	181/84	对虾	93/61
腭针鱼	180/75	龙虾	90/46
香海螺	163/59	黄鳝（鳝鱼）	89/67
快鱼	159/71	沙丁鱼	88/67
鲐鱼	155/66	明太鱼	88/45
虾皮	153/100	石斑鱼	85/57
白姑鱼	150/67	明虾	85/57
胡子鲇	146/50	河虾	84/86
大麻哈鱼	143/72	乌贼	84/97
平鱼	142/70	麦穗鱼	84/63
尖嘴白	137/80	鲍鱼	84/65
鳊鱼（武昌鱼）	135/59	面包鱼	83/52
章鱼	52/100	墨鱼	82/69
带鱼	127/76	海虾	79/51
黄鳍鱼	124/52	鲜贝	77/100
鲚鱼（小凤尾鱼）	124/90	非洲黑鲫鱼	77/53
边鱼	124/70	鱿鱼（水浸）	75/98

食品名称	热量（千卡）/ 可食部分（克）	食品名称	热量（千卡）/ 可食部分（克）
沙梭鱼	122/72	基围虾	101/60
海鳗	122/67	海蜇头	74/100
鲅鱼	122/80	牡蛎	73/100
银鱼	119/100	蚶子	71/27
红螺	119/55	海参（鲜）	71/100
桂鱼	117/61	蚌肉	71/63
青鱼	116/63	海蛎肉	66/100
赤眼鳟（金目鱼）	114/59	乌鱼蛋	66/73
梅童鱼	113/63	蟹肉	62/100
草鱼	112/58	鲜赤贝	61/34
鲨鱼	110/56	黄鳝（鳝丝）	61/88
鲤鱼	109/54	鲜扇贝	60/35
鲫鱼	108/54	田螺	60/26
比目鱼	107/72	蛤蜊（沙蛤）	56/50
鲷鱼（加吉鱼）	106/65	河蚬	47/35
鲚鱼（大凤尾鱼）	106/79	蛤蜊（花蛤）	45/46
片口鱼	105/68	蛏子	40/57
河蟹	103/42	河蚌	36/23
鲇鱼	102/65	海蜇皮	33/100
鲢鱼	102/61	海参（水浸）	24/100

技巧4：了解食物的交换份法

善用食物交换份，既能控制热量摄取量，又能保证摄取足够而均衡的营养。

善用食物交换份，既能控制热量摄取量，又能保证摄取足够而均衡的营养。具体而言，就是首先将食物分成谷类、蔬菜类、水果类、肉类等不同种类，然后确定一个交换单位，这个交换单位包含的热量大约是90千卡（376.56千焦），计算出各类食物在这个交换单位内的大致重量，然后以此作为依据，就可以在糖尿病患者每天应该摄入的总热量范围内自由交换了。

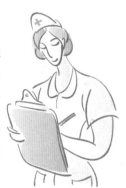

⊙ 一个交换单位内的各类食物

一个交换单位内的各类食物		
谷类	每份25克	热量约90千卡（376.56千焦）
奶类	每份160克	热量约90千卡（376.56千焦）
肉类	每份50克	热量约90千卡（376.56千焦）
蛋类	每份60克（约1个中等大小的鸡蛋）	热量约90千卡（376.56千焦）
油脂类	每份10克	热量约90千卡（376.56千焦）
蔬菜类	每份500克	热量约90千卡（376.56千焦）
水果类	每份200克（约1个中等大小水果）	热量约90千卡（376.56千焦）
干豆类	每份25克	热量约90千卡（376.56千焦）

需要注意的是，上面这份表还相当粗略，只涵盖了某一类食物中的大多数情况，只适用于在不可得知某种食物的具体交换克数时，做一大致参考。事实上即便同一大类中不同的食物所含热量也是有差异的，比如蔬菜类中叶类菜和大多数瓜类菜、果类菜一交换单位大约是500克，而根茎类菜则因为热量值更高，一交换单位的重量要远低于500克。若想饮食更合理，应该考虑到同类食物的等值（热量值）交换，请参见下面"同类食物间的等值交换"数据。

⊙同类食物间的等值交换

谷类食物等值交换表（含热量约90千卡）

食品	克数	食品	克数
各类米	25	各类面粉	25
油炸面点	25	非油炸面点	35
魔芋	35	马铃薯	100
鲜玉米棒	200	湿粉皮	150
各种挂面	25	饼干	25

肉类、水产类食物等值交换表（含热量约90千卡）

食品	克数	食品	克数
兔肉	100	带鱼	100
鸡肉	50	鸭肉	50
瘦猪肉	50	肥瘦猪肉	25
草鱼、鲤鱼	80	鳝鱼、鲫鱼	80

奶类食物等值交换表（含热量约90千卡）

食品	克数	食品	克数
牛奶	160	羊奶	160
奶粉	20	脱脂奶粉	25
无糖酸奶	130	奶酪	25

蔬菜类食物等值交换表（含热量约90千卡）

食品	克数	食品	克数
各类叶菜	500	冬瓜、苦瓜	500
南瓜、菜花	350	山药、藕	150
茭白、冬笋	400	百合、芋头	100
绿豆芽、鲜蘑菇	500	胡萝卜	200
白萝卜、青椒	400	毛豆	70

豆类食物等值交换表（含热量约90千卡）

食品	克数	食品	克数
大豆	25	腐竹	20
豆浆	400	豆腐丝	50
北豆腐	100	南豆腐	150
青豆、黑豆	25	豌豆、芸豆、绿豆	40
红小豆	29	素什锦	52

蛋类食物等值交换表（含热量约90千卡）

食品	克数	食品	克数
带壳鹌鹑蛋	150	带壳鹅蛋	46
带壳鸡蛋	60	带壳鸭蛋	60

油脂类食物等值交换表（含热量约90千卡）

食品	克数	食品	克数
花生油	10	玉米油	10
大豆油	10	黄油	10
葵花子	25	西瓜子	40
核桃、杏仁	25	花生米	25

水果类食物等值交换表（含热量约90千卡）

食品	克数	食品	克数
梨、桃、苹果	200	柿子、香蕉	150
西瓜	500	草莓	300
葡萄	200	李子、杏	200
猕猴桃	200	柑橘类	200

技巧5：5个步骤，设计出真正有利于你的健康饮食

对于糖尿病患者来说，改变是必须的，改变进餐顺序、改变进餐方法、改变进餐习惯、改变进餐品种、改变烹调方法等。下面5个步骤，是专为糖尿病患者设计的。只要你按部就班，就能设计出真正有利于你的健康饮食。

⊙ 步骤1：计算理想体重

每一身高段都有一个标准体重范围，低于这个标准，属体重不足；高于这个标准，属超重或肥胖。体重不足说明营养摄入不够充分，会导致机体出现营养缺乏症状；体重超标说明营养摄入过多，也会导致机体某些组织因营养过剩而出现病变。通过控制总热量摄入可以使体重逐渐趋向标准化，这对糖尿病患者控制病情和保持身体健康是很有益的。

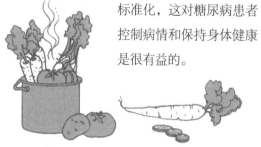

常用的体重计算方法有以下几种：

（1）科学计算

体重指数计算法：

体重指数（BMI）=体重（千克）／身高（米）的平方

（2）简便计算

标准体重（千克）=身高（厘米）—105

（3）精细计算

标准体重（千克）=[身高（厘米）－100]×0.9（男性）

标准体重（千克）=[身高（厘米）－100]×0.85（女性）

⊙ 步骤2：判断自己的体型

根据科学计算法，将得出的体重指数（BMI）与下表进行比较。

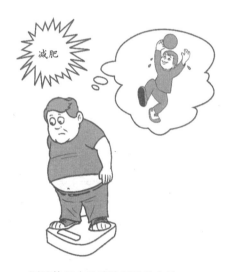

减肥

测量体重也是消除肥胖的方法

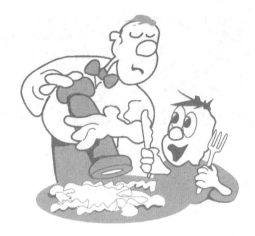

	适宜	超重	偏瘦	肥胖
男性	21	24 >	24 < 21	> 28
女性	20	23 >	23 < 20	> 27

根据简便计算法与精细计算法，实际体重在标准体重的±10%范围内，属于正常；低于10%为偏瘦，高于10%为超重；低于20%为消瘦，高于20%为肥胖。

⊙ 步骤3：每日所需总热量计算

不同活动，体力消耗不同，需要的热量补充也相应不同，所以日常活动量是计算热量摄入的一个重要依据。

一般来说，诸如办公室工作、下棋、打牌等娱乐活动属轻体力活动，周末大扫除、游泳、跳舞等娱乐活动属于中等体力活动，从事搬运、装卸工作和半个小时以上的较激烈的球类运动等属于重体力活动。

知道自己的体重类型和具体某一日所进行的活动强度类型后，就可以对照下表来查找一下自己该天每千克体重需要多少热量了。

每日每千克体重所需热量表

单位：千卡（千焦）/千克体重

体型	卧床	轻体力	中等体力	重体力
超重或肥胖	15	20 25	30	35
	（62.76）	（83.68～104.6）	（125.52）	（146.44）
正常	15～20	30	35	40
	（62.76～83.68）	（125.52）	（146.44）	（167.36）
消瘦	20～25	35	40	45～50
	（83.68～104.6）	（146.44）	（167.36）	（188.28～209.2）

某日应摄入总热量＝每日每千克体重需热量×标准体重

具体举个例子，来看看总热量是怎么计算出来的。

一位女士，身高160厘米，体重60千克，平时从事轻体力劳动，她一天需要摄入多少热量呢?

①计算标准体重

160－105=55（千克）

②判断体重类型

这位女士实际体重为60千克，超过标准体重不到10%，属于正常体重类型。

③判断活动强度

轻体力劳动。

④查找每日所需热量水平

正常体重下从事轻体力活动，每日每千克体重需要30千卡（125.52千焦）热量。

⑤计算一日总热量

一日总热量=30千卡（125.52千焦）×55（千克）=1650千卡（6903.6千焦）

⊙ 步骤4：算营养素摄取量

要计算出糖类、脂肪、蛋白质的摄取量，首先要知道其热量比例：

糖类摄取量占总热量的63%（容许范围为60%　65%）；

蛋白质摄取量占总热量的12%（容许范围10%　14%）；

脂肪摄取量占总热量的25%（容许范围20%　30%）。

接着，要知道每克营养素所产生的热量：

1克糖类产生4千卡热量；

1克蛋白质产生4千卡热量；

1克脂肪产生9千卡热量。

根据热量比例与每克营养素所产生的热量，算出各类营养素摄取量。

以"一位女士，身高160厘米，体重60千克，平时从事轻体力劳动，每天消耗1650千卡热量"为例。

糖类所需的克数为：1650×63%÷4≈260；

蛋白质所需的克数为：1650×12%÷4≈50；

脂肪所需的克数为：1650×25%÷9≈46。

营养素热量的比例分配，没有绝对值，只要在容许范围内都是可以接受的。注意糖类、蛋白质和脂肪三种营养素的比例加起来应该为100%。

⊙ 步骤5：安排一天的饮食

根据少食多餐的原则，糖尿病患者最好安排三顿正餐、两顿加餐。上午的加餐安排在10点左右，下午的加餐安排在4点左右。以"一位女士，身高160厘米，体重60千克，平时从事轻体力劳动，每天消耗1650千卡热量"为例，她一天的饮食可以如下安排。

首先，明确应摄入的热量总量为1650千卡（6903.6千焦）。

然后，根据前面提到过的"食物交换份"中给出的 1 交换单位【 9 0 千卡（ 3 7 6 . 5 6 千焦）】内各类食物的量，可以轻松安排一

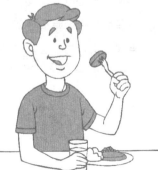

天的食谱。

主食：300克（相当于约120克生谷类，即5交换份，约450千卡热量）。

蔬菜：500克（1交换份，相当于90千卡热量）。

肉类：100克（3交换份，相当于270千卡热量）。

蛋类：2个鸡蛋，约120克（2交换份，相当于180千卡热量）。

豆类：50克（2交换份，相当于180千卡热量）。

水果：2个，约400克（2交换份，相当于180千卡热量）。

奶制品：500克（2交换份，相当于180千卡热量）。

油脂：10克（1交换份，相当于90千卡热量）。

合计总热量：1620千卡。

知识小百科

谨防糖尿病引发性功能障碍

成年男性糖尿病患者中，有74%的人会出现性功能障碍，发生阳痿者占30%～60%，其次可出现逆行射精、早泄、性欲减退等症。

糖尿病引起性功能障碍的机理目前仍不清楚，但从症状来看，糖尿病引起的阳痿是缓慢发生的，而不是突发性的。一开始症状不明显，阴茎勃起的时间逐渐延长，勃起的硬度逐渐减弱，但仍能完成性交，故不易觉察，久之则形成阳痿而不能进行性交。阳痿和早泄往往同步发生，随后性欲会逐步减退，甚至出现性冷淡，形成混合性性功能障碍。因糖尿病引起的性功能障碍，治疗理所当然要首先治疗糖尿病，应长期将血糖控制在正常范围内，可以酌情服用一些血管扩张剂和营养神经类药物，作辅助治疗。若血睾酮浓度低于正常值，亦可给予促性腺激素或睾酮类药物。

上述治疗无效时，可选用阴茎假体植入术，其成功率可达90%～95%，当然比较适合中青年患者且身体一般情况良好者，其他患者要慎重选择。糖尿病患者出现性功能障碍时，还要鉴别是否为精神性性功能障碍。如果血糖一直控制良好，又无明显的神经、血管并发症，则有可能是精神性性功能障碍，毋需药物治疗，应采用心理疗法。

技巧6：掌握外食诀窍

　　糖尿病人的饮食控制比一般人来得严格，若能在家自行烹煮，对于饮食控制比较有利。然而，依照目前大众的生活方式和习惯，外食在所难免，因此，糖尿病人要掌握一些必要的诀窍，以便既能享受美食，又能控制热量。

⊙外食日的饮食前后搭配

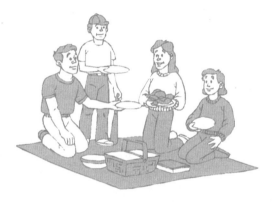

　　外食当天，其他用餐时间应当补充外食时不足的食材（例如蔬菜、海菜、大豆制品或乳制品）。另外因为外食常摄取过多油脂、盐分、碳水化合物，居家饮食时即需严加控管。

　　事先有约会计划时，除须控制当日在家饮食热量及盐分摄取外，约会后数日也须特别留心体重及血糖值的变化，适度调节，重要的是不要被外食打乱每日的饮食步调及原则。日常饮食管理得当，症状较轻微时，偶尔外食也不会造成困扰。

　　工作常需要聚餐者，请维持七八分饱。旅行时也是一样的，保留一些不吃，

适量地饮食才是最重要的。

⊙轻松外食的10大诀窍

　　糖尿病患者外食时最好掌握以下技巧：

（1）选择食物类型和分量

　　熟悉了上面的食物交换份法后，掌握食物的分类与分量，依照自己的饮食计划在家里多练习各类食物的替换。熟悉之后，即使在外用餐，也能依照平日习惯，选择适当的食物类型与分量。

（2）选择热量低和无糖的食物和饮料

　　尽量选择热量不高、不含糖分的食物和饮料。建议随身携带白开水作为饮料。若希望增添风味，可使用代糖。

（3）自备小点心

　　糖尿病患者的进食时间最好能固定。如果遇到必须延迟用餐时间的情况，可先吃自备点心，如全麦面包、高纤饼干等，以免发生低血糖状况。

（4）避免油炸食物

　　到快餐店用餐时，应避免油炸食物。

（5）避免食用肥肉和外皮

宴席上若提供高油脂食物，建议去除肥肉和动物外皮部分再进食。

（6）避免高胆固醇和高糖

避开高胆固醇、高糖的食物与甜点，蔬菜水果斟酌的种类，适量摄取。

（7）肉和蔬菜均衡摄取

自助餐所供应的鸡腿或鱼肉片，大多等于2 3份肉类，建议糖尿病患者额外选择2 3道蔬菜及一碗白饭，以均衡饮食。

（8）酌量食用炒饭、炒面

炒饭、炒面比起白饭与清面，脂肪更多，请斟酌食用。

（9）多选择清淡菜肴

多选择采用清淡方式烹饪的菜肴，如汆烫、清蒸。汤类选择清汤，避免浓汤。

（10）守原则，但不因噎废食

外食状况较多，原则尽量把握，但不需因噎废食，偶尔多吃100千卡无所谓，这是在可允许的范围内，别为了热量控制而失去外食的乐趣。

知识小百科

中医治疗糖尿病

中医认为，治疗糖尿病要注意以下几点：

（1）首先要控制饮食

中医认为糖尿病的发生和饮食有关，饮食控制的好坏直接影响着治疗的效果。孙思邈是世界上最早提出饮食治疗糖尿病的先驱，他曾提出糖尿病患者"慎者有三：一饮酒，二房事，三咸食及面。"唐王焘还提出了限制米食、肉食及水果等，他们均强调，不节饮食，"纵有金丹亦不可救"！历代医学家在长期的医疗实践中也总结出不少药膳单方。例如：猪胰子1只，低温干燥，研成粉状，每次服9克，每日2次；三豆饮：绿豆100克，黑豆50克，赤小豆50克，煎汤服用；苦瓜炒肉：鲜苦瓜100克，瘦猪肉50克，武火炒后食用等。注意服用这些单方时也应将其计算在每天摄入的总热量之中。

（2）其次必须配合运动

《诸病源候论》提出，消渴病人应"先行一百二十步，多者千步，然后食"。《外台秘要》亦强调，"食毕即行走，稍畅而坐"，主张每餐食毕，出庭散步。说明适当运动是防治糖尿病的有效措施之一，这一点和现代医学的认识是完全一致的。

（3）注重调节情绪

糖尿病的发生和发展都和情绪有一定关系。因此糖尿病患者应正确对待生活和疾病，保持情志调畅、气血流通，以利病情的控制和康复。

（4）适当的中药治疗

一般中医将糖尿病患者分为阴虚型、气阴两虚型和阴阳两虚型。

①阴虚燥热（见于糖尿病的早期）：表现为烦渴多饮，随饮随喝，咽干舌燥，多食善饥，舌红少津，苔黄等症状。可以采用养阴清热之法治疗。选用一贯煎加味（生地30克，沙参10克，枸杞子10克，麦冬10克，当归10克，川楝子10克，黄连10克，丹参30克，葛根30克）。

②气阴两虚（见于糖尿病的中期）：表现为乏力、气短、自汗，动则加重，口干舌燥，多饮多尿，五心烦热，大便秘结，腰膝酸软，舌淡或舌红暗等症状，舌边有齿痕，苔薄白少津，或少苔、脉细弱。可采用益气养阴之法治疗。选用生脉散加味（太子参30克，麦冬15克，五味子10克，生地30克，生黄芪30克，苍术10克，玄参15克，丹参30克，葛根30克）。

③阴阳两虚（见于糖尿病病程较长者）：表现为乏力自汗，形寒肢冷，腰膝酸软，耳轮焦干，多饮多尿，混浊如膏，或浮肿少尿，或五更泻，阳痿早泄，舌淡苔白，脉沉细无力等症状。可采用温阳育阴之法治疗。选用金匮肾气丸（肉桂10克，附子10克，生地10克，茯苓15克，山萸肉10克，山药10克，丹皮10克，泽泄10克，丹参30克，葛根30克）。

治疗两个月左右，血糖控制满意者则继续服用中药，不满意者就根据患者不同情况选用口服降糖药。中医治疗糖尿病，应扬长避短。就降糖作用而言，中药绝对没有西药快，但它注重整体调控，在改善症状等方面明显优于西医，适合于Ⅱ型糖尿病患者，以及伴有慢性血管神经并发症者。但对Ⅰ型糖尿病患者来说，中药就不适合，因为患者自身没有或仅有极少量的胰岛素产生，需完全依赖外援的胰岛素来维持正常的生理需要，一旦中止胰岛素治疗则会出现酮症酸中毒而威胁生命。目前为止还没有发现任何一种中药能代替胰岛素。

对中药可否和西药合用，我们认为当病情控制不好时可以考虑合用，但以间隔半小时左右为宜。

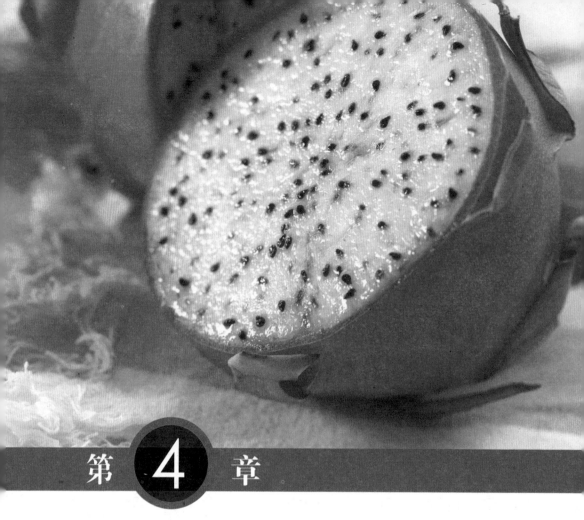

第 4 章

糖尿病食疗的20个问题

　　糖尿病患者宜吃和不宜吃的食物有哪些？糖尿病患者应该怎样吃水果呢？糖尿病患者不吃主食行吗？糖尿病患者能饮酒吗？　　想必很多糖尿病患者在饮食方面，都有不少诸如此类的问题。下面就针对糖尿病患者最常遇到的20个问题，一一做出解答。

问题 1

糖尿病患者宜吃和不宜吃的食物有哪些

原则上讲糖尿病患者没有绝对不能吃的食品，只要遵守不突破总热量的原则，多吃血糖指数低的食物就好。

1.适宜吃的食物（可延缓血糖、血脂升高的食物）

①低糖、低脂肪、高蛋白、高纤维的食品，如大豆及其制品，因为大豆及其制品中含有大量的蛋白质、矿物质和维生素。

②粗杂粮，如小麦面、荞麦面、燕麦片、玉米面，含多种微量元素、B族维生素和食物纤维，经实验证明，它们有缓解血糖升高的作用。用玉米、黄豆面、白面按2：2：1的比例做成三合面馒头、烙

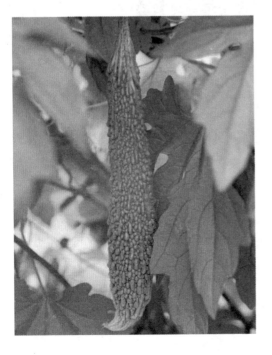

饼、面条作为主食，长期食用，可收到降血糖、降血脂的效果，而且易饱。

③宜常吃黑芝麻、葱、胡萝卜，有助于改善因少吃淀粉食物而造成的乏力等症状，并能降低血糖。葱还能增强人体对蛋白质的利用，对糖尿病人很有好处。

④宜常吃苦瓜、柚子、蕹菜。这三种食物均含有胰岛素样成分，既可降血糖，营养又丰富，是糖尿病人的理想食物。

⑤宜喝温开水泡的茶。茶叶中含有一种较理想的降血糖物质，但其耐热性不强，其有效成分常在开水浸泡的过程中遭到破坏，因此要用茶叶降血糖，切记勿用开水泡茶。

没有禁忌的食物有很多，这里就不一一列举了，但要提出的是，有些含碳水化合物较多的食物，如土豆、山药、粉条、粉皮、蒜苗、藕等都可以食用，不过要代替部分主食，也就是说食用了这些食物后要减少主食的摄入量。

2. 不宜吃的食物

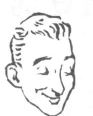

①易于使血糖升高的食物，如白糖、红糖、冰糖、葡萄糖、麦芽糖、蜂蜜、巧克力、奶糖、水果糖、蜜饯、水果罐头、汽

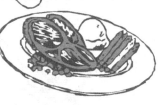

水、各种市售果汁、甜饮料、果酱、冰淇淋、甜饼干、蛋糕、甜面包及糖制糕点等。

②易使血脂升高的食物，如羊肉、猪油、黄油、奶油、肥肉，及富含胆固醇的食物。

③酒类。

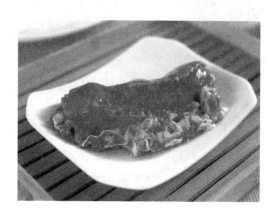

问题 2 糖尿病患者的饮食可以随意使用人工甜味调料吗

糖尿病患者不能随意吃糖，但使用人工甜味调料就能完全弥补这个缺憾吗？

有的人认为，"糖尿病患者可以大量食用人工甜味调料，因为它们所含的热量很小，基本可以忽略，符合一天热量总摄入量的规定。"其实这是一种错误的观念。因为低热量的甜味调料，虽然如其名所言热量低，但是一旦长时间食用，就会引发腹胀或下痢等问题，让糖尿病的控制变得更加复杂。

另外，因为这种调味料具有甜味，如果经常食用的话，就容易让糖尿病患者在限制甜味的心理防线上产生松懈，对砂糖甜味的欲望变得更强。最终结果就是抗拒不了高热量的甜味食品的诱惑。所以对于人工甜味调料，糖尿病患者还是尽量不要食用。

问题 3 糖尿病患者应该怎样吃水果

糖尿病患者要吃水果，但是要有选择性地去吃。

1. 水果含丰富糖质，需控制摄取量

对于糖尿病患者来说，应该少吃含糖的东西，但这里存在一个问题是：水果中都含糖，糖尿病人能否吃水果呢?我们知道，水果除了含有丰富的矿物质和维生素外，其糖质的含量也是相当高的，所以糖尿病患者在吃水果的时候，需要控制摄入量，避免摄取过多的糖质。例如：在吃过主食后又补充水果的话，糖质摄取量会加大，所以水果糖质摄取量也要列入主食部分一起计算。

但是完全不吃水果也是不适宜的。吃水果也得有讲究，血糖基本得到控制的糖尿病患者应该在营养师的指导下选择水果，进食的水果一定要含糖量低、味道酸甜。一些血糖高、病情不稳定的患者可以选择草莓、西红柿这些含糖量在5%以下的水果，根据水果中的含糖量及淀粉的含量，以及各种不同水果的血糖指数，选择食用一些水果。

水果中主要含有糖、淀粉、纤维素、半纤维素和果胶等。其中碳水化合物约为6%～20%，蛋白质在1.0%左右，脂肪在0.1%～0.3%之间，此外还含有丰富的胡萝卜素、维生素C和钙、铁、锌、硒等人体所需的各种矿物质和微量元素，及少量膳食纤维。水果中的糖为果糖、蔗糖和葡萄糖，而且含量较多，其所含的总热量并不高，大都属于中等偏低。水果中所含的维生素、矿物质和膳食纤维，对防止糖尿病并发症，如动脉硬化、视网膜病变、便秘有一定好处，可满足人体所需营养，有利于健康长寿，对维持人体健康起着特殊的作用。

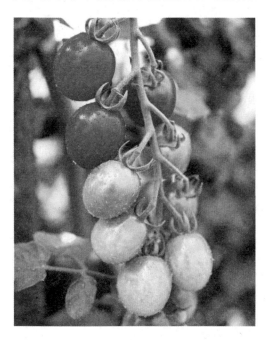

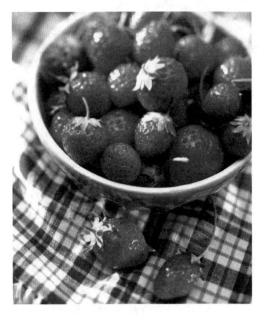

糖尿病患者为了补充人体所需的营养，可吃适量水果，应该根据自己的具体情况和水果含糖量的高低选择食用，在进食的时间、品种、数量上要有一定的限制。

2. 把握好吃水果的时机

在血糖值控制得比较理想时，如不常出现高血糖或低血糖，就具备了享受水果的前提条件。因为水果中富含糖类，而且能被机体迅速吸收，易引起血糖增高，所以糖尿病患者病情尚未控制，血糖、尿糖均高时，最好不吃水果。重症糖尿病患者不宜吃过多的水果，以免病情恶化。有时为了预防低血糖的发生，允许吃少量的水果，但须注意血糖、尿糖的变化。如果吃了水果后，尿糖增多，应减少主食，以免血糖升高。

3. 把握好吃水果的时间

水果一般应作为加餐食品，也就是在两次正餐中间或睡前一小时吃，这样就避免一次性摄入过多的碳水化合物而使胰腺负担过重，一般不提倡在餐前或餐后立即吃水果，否则会令血糖急速上升。在饥饿时或者体力劳动后，可将吃水果作为补充能量和营养素的方法之一。具体时间通常为上午九点半到十点半这段时间，下午时间最好是三点半左右，晚上如果要吃水果，那么饭后一小时或睡前一小时这段时间是最科学的。

4. 把握好所吃水果的数量和种类

根据水果对血糖的影响，糖尿病患者每天可食用水果100克左右，同时应减少约25克主食，这样可使每日摄入的总热量保持不变。

虽然糖尿病患者可以吃水果，但不同品种的水果其含糖量大不相同，应选择含糖量相对较低及升高血糖速度较慢的水果，也可根据自身的实际经验做出选择。香蕉、红果、鲜枣、海棠含糖量较高，超

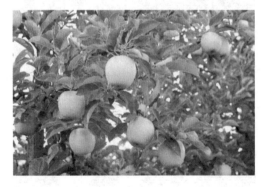

过15%，故应少食或不食。干枣含糖量更高，达75%，不宜食用。桃、杏、柑橘、苹果、柿子含糖量为10%～15%，可以食用。鸭梨、草莓、枇杷、菠萝含糖量不足10%，其中烟台梨经分析含糖量几乎等于零，这些水果原则上可"放开"食用。

最近发现新鲜柚子的果汁有降糖作用，可能与其含有类胰岛素成分有关。此外，荔枝等一些水果也有一定的降糖作用，柑橘含钙和维生素C明显多于同类水果，对防治糖尿病并发症大有益处。罗汉果含有甜味物质，甜度为食糖的300倍，可作为糖尿病患者天然的无糖甜味剂。

总之，糖尿病患者吃水果的大前提是：不宜多吃，可根据病情在总热量范围内适量地吃。同时，糖尿病患者还应自己摸索自身的规律。如果有条件，还应在吃完水果后1～2小时内检测血糖和尿糖，对确定能不能吃这种水果、吃得是否过量大有裨益。

问题 4 糖尿病患者不吃主食行吗

事实上，吃主食有助于维持身体营养平衡。因此，糖尿病患者每天要进食一定量的主食。

很多糖尿病人都有这样一种错误观念：、主食里的糖分高，控制病情就要少吃甚至不吃主食。专家提醒，不吃主食的饮食习惯无助于控制病情。

实际上，不吃主食也可出现高血糖。葡萄糖是人体内能量的主要来源，如果不吃主食或进食过少，就会缺乏葡萄糖的来源。当人体需要热量时，身体就会动用蛋白质、脂肪，使之转化为葡萄糖，以补充血糖的不足。其中，脂肪会分解生成脂肪酸，在体内燃烧后释放出能量。当脂肪酸产生过多时，常伴有

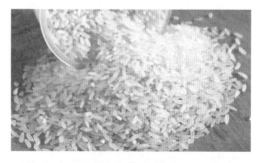

酮体生成，经肾脏代谢排出，可出现酮尿，不利于身体健康。

长此以往，糖尿病人会体质下降、消瘦、抵抗力减弱，很容易出现各种并发症。因此无论正常人还是糖尿病人，每天的主食摄入量都不应少于150克。

问题 5 糖尿病患者能饮酒吗

糖尿病患者应当尽量避免饮酒，如果避免不了，也要遵循下面的饮酒原则。

酒精能产生大量的热量，每克可产热量7千卡，但产生的热量却很难被人体利用，只有50%以下被利用。酒精能使血糖发生波动，当空腹大量饮酒时，可发生严重的低血糖，而且醉酒往往能掩盖低血糖的症状，因此如果发生低血糖，不容易被发现，非常危险。

糖尿病患者是否能够喝酒这个问题，要由主治医师来做判断，判断的基准就在于糖尿病的控制状况是否保持良好。对于糖尿病控制状况不良的人来说，不论有任何理由，都要严禁摄取酒类，因为喝酒会让糖尿病控制状况恶化。若是长时间保持良好的控制状况的话，则可以在医师的限制范围内适量饮酒，符合以下条件的糖尿病患者可适量饮酒：

◎血糖控制良好；

◎非肥胖者；

◎没有糖尿病以外的其他严重慢性疾病，如冠心病、肝病、溃疡病等；

◎没有糖尿病合并症，如眼底病变、肾脏病变、心脏病等；

◎肝功能正常；

◎饮酒时，尤其注意不能与口服降糖药同时服用；

◎如要饮酒应注意其热量，并列入每日总热量的计算中。

尽管进行热量交换，但酒所产生的热量既不能被利用也不能被吸收，故称"空头热卡"，长期这样的交换对人体是不利的。饮酒时还要尽量使每日各种营养成分的摄入比例保持在相对恒定的状态下，从而避免饮食不足及过量。应避免喝有甜味的酒，可制定饮酒计划，如每周饮酒1~2次，每次饮酒量为白酒1小杯（约30毫升），红酒100毫升，啤酒1大杯（约285毫升），饮酒时要相应减少一定的主食量。从长远考虑，有饮酒嗜好的患者应逐步戒掉饮酒的习惯。切忌大量饮酒，避免空腹饮酒，饮酒前后要检测血糖，了解饮酒对血糖的影响。

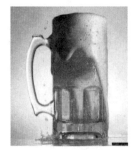

问题 6 糖尿病患者要限制饮水吗

水是人体生命运动中不可缺少的物质，也是人体最主要的组成部分。如果掌握不好，也会对糖尿病患者造成不良影响。

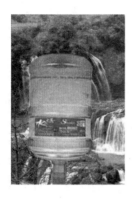

我们已经知道在糖尿病的治疗过程中，一定要控制饮食，尽量减少饮水量。还有的病人以饮水多少来作为衡量病情轻重的一个指标。其实这些都是对多饮症状的一种误解。多饮与多食所造成的结果完全不一样，不能将其等同看待。

1.糖尿病患者多饮的症状是怎样产生的

大家知道，人体的肾脏对葡萄糖浓度有一个阀门的作用，当血中葡萄糖浓度低于8.9毫摩尔/升左右时，这个阀门是关闭的。当血中葡萄糖浓度超过8.9毫摩尔/升时，这个阀门就会开启，使葡萄糖进入尿中，产生糖尿。而尿中葡萄糖浓度过高时，会产生一种渗透性利尿作用，使体内的水分跟随尿糖一起被过多地排出体外。由于体内水分过度丢失，血浆渗透压升高，刺激口渴中枢，使病人产生口渴的症状。从这里看出，多饮水实际上是对体内失水的一种补充，而且还有改善血液运输功能、促进循环、加快代谢及消除酮体等作用，是对人体失水的一种保护性反应，因此不应限制，还应鼓励多饮水。

2. 多食也是对尿糖排出过多的一种补充，为什么要限制饮食呢

这就要从它所引起的机体反应及达到的效果来分析了。糖尿病病人如果进食过多，会使糖的吸收增多，血糖浓度增高，而胰岛素又不能及时有效地分泌，糖不能被利用，使血糖进一步升高，尿中排出的糖更多，同时使胰岛负担进一步加重，造成恶性循环。而多饮水不但不会使血糖进一步升高，反而可以稀释血液，降低血糖，同时还能降低血液黏稠度，对预防脑梗塞、心肌梗死等并发症的出现有很大的好处。可见多饮与多食引起的代谢改变是完全不同的，虽然它们作为糖尿病的症状经常同时出现，但在糖尿病的治疗过程中要把它们严格区分开来。

3.没有口渴感可以不喝水了吧

我们知道，体内缺水必须达到一定程度后才会出现口渴症状，轻度的缺水并

不引起明显的症状，而口渴中枢受到长时间的刺激后，其敏感性会减弱，对体内缺水的感觉性下降，即使体内缺水也没有口渴的感觉。再如老年人因为口渴中枢不敏感，体内缺水也很少有口渴感，所以无口渴感适当饮水也是对身体有益的。而糖尿病病人由于血糖及血甘油三酯等脂质升高，血液黏稠度增加、血流缓慢、微小血管淤积等问题是存在的。这一方面需要积极地降糖，另一方面，减低血液黏稠度、稀释血液也是一种有效的方法。

饮水既简便，又有益，而且是一个非常实用的方法，对于预防糖尿病血管病变的发生有很好的效果。

问题 7 糖尿病患者可以常喝牛奶吗

牛奶能补充人体很多营养素，因此，糖尿病患者可选择饮用低糖牛奶。

牛奶除了含有蛋白质等各种营养素外，还含有大量维生素及钙、磷等营养元素，是一种非常适合糖尿病患者的食品。我们知道，牛奶不仅含有大量的水分和上述营养元素，还含有适量的脂肪，能给糖尿病患者提供多种营养成分，而且对血糖、血脂影响不大。牛奶中还含有丰富的钙盐，能及时补充钙质，所以提倡糖尿病患者喝牛奶。但需要注意的是，糖尿病患者喝奶时不能加糖，充其量加一点甜味剂。当然无糖的酸奶也可以喝。

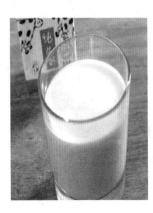

不过实际上，却有一些人对牛奶"过敏"，甚至不能喝牛奶。这些人之中又可分成两种：因为没尝就厌恶而不能喝牛奶，以及一喝牛奶就会出现下痢、腹泻、腹痛、腹胀等问题的人。因为没尝就厌恶或不能喝牛奶的人，可以改喝酸乳酪（全脂无糖酸乳酪）。另外，也可以试试将牛奶温热后再一点一点慢慢喝，或选择低脂牛奶等含有丰富钙质的食品。一喝牛奶就会有下痢等问题的人，属于无法接受牛奶糖分（乳糖）的体质类型，所以可以选择饮用糖分较少的低糖牛奶。

问题 8 可以用蜂蜜替代食糖吗

蜂蜜热量虽然较食糖少，但也要列入饮食的总热量中。

蜂蜜是由工蜂采集花蜜酿制而成，高品质的蜂蜜是极佳的食品，有补中润燥、缓急解毒的作用。它对一些慢性病如高血压、胃及十二指肠溃疡、习惯性便秘等均有一定的疗效。在甜味调味料中，蜂蜜也是颇受欢迎的食品之一。据分析，每100克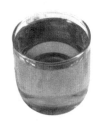蜂蜜中含碳水化合物75.6克，蛋白质0.4克，脂肪19克，水分20克，还含有人体所需要的矿物质元素及维生素和蜂胶、蜡、色素等。由此可见，蜂蜜中的主要成分是碳水化合物，且含量极高。

蜂蜜和砂糖比较起来热量要少，但是它的主要成分是果糖、葡萄糖、蔗糖等糖质，属于一种过甜的食品。35克大概是1.5大匙，由主食的比例来看，这个量对每天食用的人来说，是显得过多了，应该减半成12克，热量在160焦以内。对偶尔食用的人来说，虽然不至于造成什么影响，但是别忘了也要将这热量列入主食的总热量计算中。

问题 9 糖尿病患者可以用节食、断食法减肥吗

虽然我们提倡科学合理地节食，但是糖尿病患者采用绝食、断食等过于激烈的方法减肥是不对的。

绝食、断食等只是一种依靠不进食来达到减肥效果的方法。由于不进食，人体就摄取不到任何营养素，而人体的新陈代谢在不停地消耗着能量，如果这种状态一直持续下去，因为没有任何外来的营养元素提供进来，新陈代谢就会开始动用囤

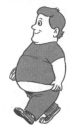

积在人体内的多余脂肪，人会慢慢变得消瘦，从而达到减肥的目的。这种方法虽然"直接而有效"，但是长时间如此下去，也容易因患有糖尿病而引发各种代谢异常，并且糖尿病代谢异常状况逐渐恶化，进而会导致各种人体器官功能性障碍与多种疾病的产生。总之，这种激烈的方法会引发并发症，应避免使用。

问题 10 糖尿病患者不能吃糖吗

很多糖尿病患者对糖"谈虎色变"。其实，只要能控制好每天的糖类摄取量，糖尿病患者也是可以吃糖的。

1. 控制糖类的摄取量

临床上，常常会有患者询问：糖尿病是不是糖吃多了引起的？糖尿病患者能不能吃糖？回答这些问题不能简单地用是或否。因为，"糖"字有不同的理解。首先，血糖或尿糖粒的"糖"是指葡萄糖；其次，一般人理解的"糖"指的是白糖或食糖，学名叫蔗糖；现在我们所说的碳水化合物也称为"糖类"，其中包括淀粉等多糖，也包括葡萄糖、蔗糖等单双糖在内。

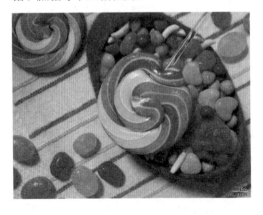

另外，罹患糖尿病的原因，除了遗传因素、肥胖与运动不足外，饮食中摄取过多高热量、高脂肪食物，也是导致糖尿病的原因。因此，对糖尿病患者来说，糖类的摄取量也应该控制，葡萄糖、果糖等单糖不要超过糖类总量的10%。

2.重点是控制饮食的总热量

糖尿病患者控制饮食，主要是限制摄入总热量及饱和脂肪酸，而不是主要减少碳水化合物在总热量中所占的比例。我们认为，少量吃一些白糖或蔗糖一类的糖也不是不可，但应相应地减少主食的摄入量。至于烧菜时加入了极少量的蔗糖，那就根本不用提心吊胆地担心血糖会升高。这里强调的是"取代"而不是额外增加，饮食的总热量并不能增加，所以糖尿病患者摄入少量白糖不必害怕，只要总热量不增加就可以了。

总之，糖尿病患者不能吃葡萄糖，但少量白糖不用担心，粮食更应占一定的比例，太少或太多都不好，重点是控制饮食的总热量，不能过多。

3. 代糖满足吃甜食的欲望

糖尿病患者糖类的摄取，需要严格控制，这点对于喜欢吃甜食的患者来说的确不算好消息。目前市面上有不少针对糖尿病患者需求而制造的代糖食品，这些食品的特色就是不添加糖，如白糖、砂糖、葡萄糖等，而改以代糖取代。代糖最大的优点就是食物具有甜味，但热量不增或少量增加。

代糖种类众多，可根据热量分为两大类，一是营养性甜味剂，二是非营养甜味剂。营养甜味剂常见有木糖醇及山梨糖醇，这类甜味剂含有热量，每克产生2～3千卡热量，糖尿病患者可适量食用。非营养甜味剂常见有阿斯巴甜、醋磺内酯钾，热量很多但为人工合成，食用量不宜过多。阿斯巴甜每天不超过500毫克。

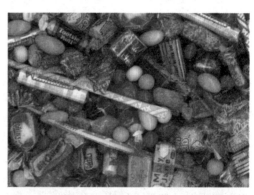

各种甜味剂的相对甜度

项目	甜味剂	甜度
营养甜味剂	山梨糖醇	50
	葡萄糖	64
	木糖醇	100
	蔗糖	100
	果糖	115
非营养甜味剂	甜精	3000
	阿斯巴甜	20000
	醋磺内酯钾	20000
	糖精	30000

问题 11 饭吃得越少，血糖就能控制得越好吗

糖尿病患者主食不能控制过低，否则就会影响病情的控制。

说到糖尿病饮食，多数人第一个想法就是"饭少吃点"，甚至"不吃饭"，因为米饭含有丰富的糖类，给人"少吃饭等于少摄入糖量，少糖就能缓解糖尿病"的错误认知。

医学研究证明，对糖尿病患者主食量不能控制过低，否则就会影响病情的控制。这是因为，首先，葡萄糖是体内能量的主要来源，如摄入碳水化合物过少，葡萄糖来源缺乏，体内供能时必然要动用脂肪和蛋白质。体内脂肪分解，酮体产生增多，若同时胰岛素分泌量不足，不能充分利用酮体时就有发生酮症酸中毒的可能，体内蛋白质分解。若长期下去，患者会日益消瘦、乏力且抗病能力下降，极易继发

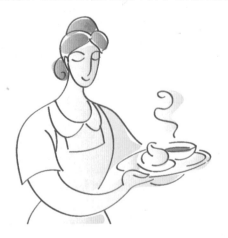

各种感染，如结核病等。其次，在饥饿状态下，体内升糖激素，如胰高血糖素、儿茶酚胺等，可使糖原分解且糖的异生作用增强，引起反应性高血糖，以补充血液中葡萄糖的不足，这也就是临床中有些病友出现的没吃饭血糖也高的原因；再次，碳水化合物是构成身体组织的一种重要物质，如肝脏内和肌肉内的糖原、体内的核蛋白、糖脂等也都含有糖；最后，人体内的主要脏器时刻离不了糖，如在休息状态下，脑细胞需要葡萄糖来维持正常的功能，人体每日将用去100～150克葡萄糖，所以糖尿病患者每餐都要进食一定量的主食（淀粉类食物）。

事实上，糖尿病患者的饮食首重均衡，无论是五谷类、奶类、蛋类、鱼类、肉类，甚至是油脂类，都要摄取。吃得对才是重点，营养足，抵抗力够，均衡摄取才能有效控制血糖。

由于每个人身体状况不尽相同，建议患者请教专业营养师，量身精算一天所需之各类营养分量。若能熟记食物代换原则更佳，让饮食组合丰富多变，兼顾血糖控制与进食心情。

问题 12 甜的不能多吃，咸的应该没限制吧

限制食盐是很有必要的，但限制的程度要根据病人的具体情况而定。

很多糖尿病患者都知道，甜食不能多吃。但对于食盐应该吃多少却很少考虑，认为盐吃多点少点都无所谓，有的甚至故意多吃盐。事实上，吃盐过多对糖尿病患者也是有害的。专家推荐糖尿病患者每日摄钠量应少于3克，相当于食盐7.6克，这就是糖尿病患者每日进食盐的最高限量。中国人比较能吃咸，每日食盐量可达20～30克，这对病人是很不利的。

食盐的化学成分是氯化钠，吃的盐越多，进入体内的钠就越多，吸收到血管内的钠液随之增多，血管内晶体渗透压上升，把血管外的水分吸收到了血管内，使血容量增加，血中存在的一些升血压物质的反应性增强。钠还可使动脉平滑肌内水分潴留，导致血管壁肿胀，管腔狭窄，外周阻力增加。这些作用产生的一个共同结果就是使血压升高，而高血压是引起糖尿病患者因并发症死亡的主要因素之一。

据估计，30%～75%的糖尿病并发症可归因于高血压，在并发有高血压的糖尿病病人中更易发生脑中风、冠状动脉粥样硬化、左室肥厚和间歇性跛行、蛋白尿、视网膜出血等，可见高血压是使糖尿病病人致残、死亡的主要诱因，所以糖尿病的有效治疗也包括血压的良好控制，这就需要病人限制盐的摄入量。

控制高血压与控制糖尿病一样，除了有效的药物治疗外，日常生活方式对血压也有较大的影响。限制食盐摄取量是主要的生活管理内容。有时，少吃几克盐比多吃几片药的作用还要好。也许有人会说："我虽然患有糖尿病，但多次测血压都在正常范围内，这就不用限制食盐量了。"这种观点也是不妥的。糖尿病与高血压的发病原因在很多方面是一致的，糖尿病病人并发高血压是非糖尿病病人的2～4倍，在发生严重并发症的糖尿病病人中，高血压的发生率可高达50%～80%。既然糖尿病本身就是高血压的危险因素之一，我们在

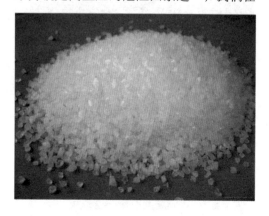

日常生活中就应该尽量避免其他危险因素的叠加。限制食盐也不是吃得越少越好，要根据疾病的程度、血压的高低、有无体内液体过多的情况及血钠的水平来确定。对于进食差、化验血钠低者还要鼓励多吃盐；对于病情较轻、血压不高者，可以在生活中注意少吃盐就行了；而对于血压升高显著、全身水肿明显、体液量明显增多者，就应严格控制食盐摄入。

对多数糖尿病病人来说，限制食盐是很有必要的，但限制的程度要根据病人的具体情况而定，少数病人还要鼓励食用适量的盐，以使体内钠达到一个平衡状态，有利于控制病人的血压及体液量。

问题 13 糖尿病患者能多吃瓜子、花生吗

每天食用的花生或瓜子不宜超过一两把，否则会影响糖尿病的治疗。

有人说，糖尿病病人这个不能动，那个不能多吃，吃点瓜子、花生总可以吧，这些食物既能解馋，糖分又不多，对血糖影响不大，所含的脂肪又是不饱和酸，可以随便吃了吧？这种看法看似有些道理，但还是不够全面、正确。

花生和瓜子的优点确实很多，但它们毕竟是含丰富脂肪酸的植物种子，是一种高热量、高脂肪的食品。比如说花生、瓜子和核桃所含热量比同等重量的猪肉还要高上几倍，大量食用肯定不利于体重的保持和血脂的控制，间接地也会影响血糖和血压的控制。所以，每天食用的花生或瓜子不宜超过一两把，否则会影响糖尿病的治疗。

有的人喜欢看电视时吃花生、瓜子，剧情感人，手上无度，结果吃得过多，影响体重和血糖。有这种习惯的人最好先把要吃的花生、瓜子拿出来，其余的收起来，以免食入过多。

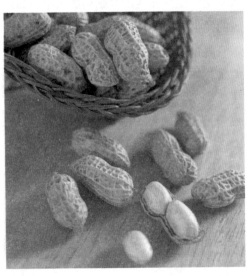

问题 14 糖尿病患者可以不控制副食的摄入吗

控制好主食但不控制副食，血糖依然会升高。

临床上很多糖尿病患者对医生说："我的主食进食量严格按照医生说的去做，但血糖仍居高不下，为什么会这样呢？"

医生就问他："那你副食也控制了吗？"绝大部分患者都会摇摇头说没控制副食，难道副食也要控制吗？有一个患者甚至说他有时候一顿要吃3~4个鸡蛋。

这些患者把糖尿病饮食治疗简单地理解为仅仅是控制主食，把每日主食限制得很严，而随便食用鸡、鱼、肉、蛋、豆制品等高蛋白质饮食。

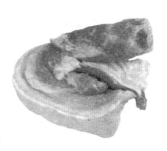

结果血糖控制得不理想，即使加服降血糖药物，仍不能达到满意的疗效。其主要原因是摄入了过多的蛋白质食物，过多的蛋白质可通过糖异生，生成葡萄糖，从而引起了血糖的升高。

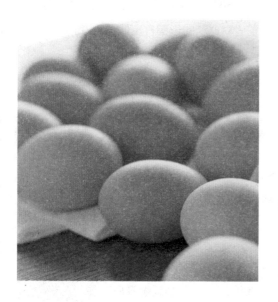

主食固然是血糖的主要来源，但副食也是不可忽视的来源。副食中的蛋白质、脂肪进入体内照样有一部分可以变成血糖。

蛋白质和脂肪在代谢过程中分别有58%和10%变成葡萄糖。再说，有的副食，如肉、蛋、花生、豆子等含有较多的脂肪，产热量也很高，如150克花生所供热能几乎是等量粮食的两倍。

像这类食品吃多了，对防治冠心病也是十分不利的，况且冠心病还是糖尿病最常见的并发症。

问题 15 烹调方式对糖尿病患者有什么影响

烹调方式也是糖尿病饮食中很重要的一项，不同的烹调方式可直接影响人体热量的摄入。

各种粮食对血糖的影响不同，那么各种粮食的烹调方法对血糖到底有没有影响呢？这是一个十分有趣，而且有实用价值的问题。有人发现，烹调方法确实对血糖有影响。总的来说，粮食做得越稀、越

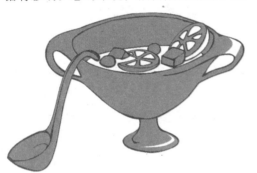

烂，消化、吸收得就越快、越充分，血糖也就越高。比如说，100克大米如果做米饭，血糖升高的程度就不如同等重量大米熬成稀粥吃下去对血糖影响的那么大。

可见，影响血糖的不只是粮食的种类和粮食的量，粮食的烹饪方法也有影响。所以，在选择烹调方式时也应予以考虑。当然，并不是说糖尿病病人不能喝粥。其实粥是很好的食品，量大、容易饱腹。虽说血糖指数较干食大，但患者可以少吃。比如50克粥与100克干食同样能够饱腹，而前者对血糖的影响肯定低于后者。

问题 16 每日只吃粗粮不吃细粮对患者有利吗

粗细搭配，才能维持人体正常的营养和代谢。

有一种观点认为，粗粮富含膳食纤维，对于糖尿病患者有利。因此，有些患者每日仅吃粗粮，不吃细粮，似乎不这样做就难以控制好血糖。

粗粮含有较多膳食纤维，有一定的延缓餐后血糖升高、降脂、通便的功效。然而，粗粮是一把

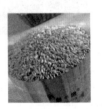

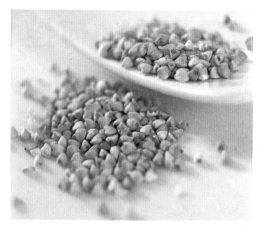

"双刃剑"，如果不加控制地超量摄取，可能会造成诸多问题：

大量进食粗粮，可导致一次性摄入大量不溶性膳食纤维，可能加重胃排空延迟，造成腹胀、早饱、消化不良，甚至还可能影响下一餐的进食。

大量进食粗粮，在延缓糖分和脂类吸收的同时，也在一定程度上阻碍了部分常量和微量元素的吸收，特别是钙、铁、锌等元素。

大量进食粗粮，可能降低蛋白质的消化吸收率。

伴有胃轻瘫的糖尿病患者大量进食粗粮，可能加重胃轻瘫并导致低血糖反应。注射胰岛素的糖尿病患者尤其应注意这一点。

粗粮也是粮食，其含有的能量和细粮一样多。如果不加限制，会导致摄入的能量超过需要，这对血糖控制是极为不利的。

因此，糖尿病患者应明确粗粮并非多多益善。科学的做法是粗细搭配，一般的比例为粗粮1份+细粮3～4份。这样既能发挥粗粮的功效，又能避免粗粮进食过多产生的不良反应。

问题 17

吃多了食物，只要加大口服降糖药的剂量就没事了吗

药疗绝对不能取代食疗，糖尿病患者一定要做到饮食定时、定量、定餐。

一些患者在感到饥饿时，常常忍不住多吃饭，此时他们可能采取自行加大原来的服药剂量的方法，误认为饮食增加了，多吃点降糖药可把多吃的食物抵消。事实上，这是将饮食控制和药物控制的相互关系搞颠倒了。这样做不但使饮食控制形同虚设，而且在加重了胰腺负担的同时，增加了低血糖及药物毒作用发生的可能性，非常不利于病情的控制。因此，糖尿病患者应做到饮食定时、定量、定餐，并在饮食保持一定规律的基础上，在大夫的指导下，调整降糖药物的用量和用法。

问题 18 妊娠期糖尿病患者应如何控制饮食

大多数的妊娠期糖尿病患者仅通过饮食控制，即可达到治疗的目的，将血糖控制在理想水平。

理想的饮食控制是既不引起饥饿性酮体产生，又能严格限制碳水化合物的摄入以避免餐后高血糖，同时能提供足够的热量和营养保证胎儿正常发育。

通常情况下孕妇应将空腹血糖控制在3.37~5.6毫摩尔/升，餐后2小时血糖应小于6.7毫摩尔/升。也可按体重计算摄取的热量，肥胖者每天每千克体重摄取热量105~126千焦，正常者每天每千克体重摄取热量126~147千焦。整个孕期体重的增长，肥胖者为8~10千克，正常者为12.5千克左右。

热量营养分布情况为碳水化合物占55%，蛋白质占25%，脂肪占20%。妊娠期糖尿病患者应少食多餐，每天5~6餐，早餐占总热量的10%，午餐、晚餐各占30%，加餐（上午、下午、晚上）各占10%。饮食应富含多种维生素、矿物质和纤维素。

控制饮食3天后测量24小时血糖含量，即空腹时、三餐前半小时、三餐后2小时、22点或零点共测量8次，同时测尿糖、尿酮体。空腹血糖低于5.6毫摩尔/升、餐后2小时血糖低于6.7毫摩尔/升为理想。

问题 19 糖尿病患者不能碰点心、饮料吗

一般来说，糖尿病病人最好少碰点心和饮料。

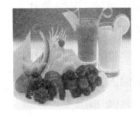

一般市售的点心与饮料，多为高糖、高脂，不利于糖尿病患者的血糖控制，如果能避免，应该尽量避免，或选择低糖点心、低糖饮料。一般的糕点、饮料也不是完全不能吃，只要注意总热量的摄取在符合标准的范围内，偶尔一次浅尝

是可以被允许的。

如果糖尿病患者本身是甜食的爱好者，使用代糖的点心和饮料是另一个选择，但要注意每日容许食用量。

问题 20　糖尿病患者进食为什么要细嚼慢咽

细嚼慢咽能降低饮食量，也能促进营养成分的吸收。

糖尿病患者吃饭要细嚼慢咽，切忌狼吞虎咽。食物在口腔内反复咀嚼时，可以刺激唾液的分泌，唾液中含有许多消化酶，而且延长食物的咀嚼时间，还可以反射性地刺激胃液的分泌。细嚼慢咽还可使食物充分地与唾液混合。这样食物到了胃肠道才能更好地被消化吸收，也可因延长进餐时间，即使减少食量也可以达到饱腹感。反之，会带来很多不益之处，如影响食物营养成分的充分吸收。因为糖尿病患者摄入的食物常常是经计算而来的，其有效营养成分应该被充

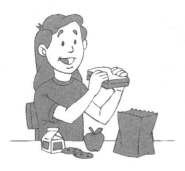

分地消化吸收和利用。但是，咀嚼程度的不同，可以影响其营养成分的吸收。有实验证明，粗嚼者比细嚼者要少吸收蛋白质13%、脂肪12%。咀嚼五分钟后，食欲才能下降。这一现象与大脑中负责食欲的部位有关，当它接受从舌头等部位传来的相同的刺激过多时就会变得迟钝，从而不再嘴馋，故咀嚼的时间必须长一些才能达到食欲下降的目的。否则短时间的咀嚼，也就是说狼吞虎咽只能使人胃口大开，极易造成食物摄入过多，使热能顷刻间过剩，加重胃和胰腺等脏器的负担，时间一长，容易导致一些疾病的发生。对于食欲特别好的病友，不妨进餐时先吃些含脂肪少、体积大的低能菜肴，如凉拌菠菜、烫白菜等借以充饥，然后再进主食。

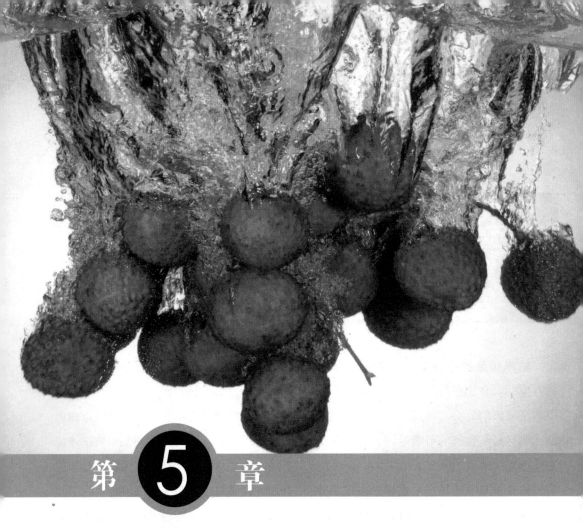

第 5 章

可降糖的57种食材

　　血糖值的高低与饮食息息相关，多摄取低糖高纤食物是不二法门。哪些食物可减缓血糖上升速度？哪些食材可强化胰岛素功能？哪些食材有助于预防并发症的发生？

　　接下来，就让我们一起来认识那些我们日常生活中随处可见的57种降糖食材吧。

◎ 可 降 糖 的 蔬 菜

苦瓜

辅助降糖的效果十分明显，被人们誉为"植物胰岛素"。

苦瓜为葫芦科植物苦瓜的果实，全国各地均有栽培，又名锦荔子、癞葡萄、癞瓜，是药食两用的食疗佳品。苦瓜作为餐桌上的佳肴，因其味苦、清香而特别诱人食欲。苦瓜的吃法很多，如炒苦瓜、干煸苦瓜、苦瓜炒肉丝等。苦瓜虽苦，但从不把苦味传给其他食物，苦瓜肉丝、苦瓜炖肉、清蒸苦瓜丸子等也深受大众喜爱，因此，苦瓜又被众多美食家誉为"君子菜"。

◎ **降糖功效**

苦瓜对糖尿病的治疗效果十分明显，被人们誉为"植物胰岛素"。中医认为，苦瓜味苦性寒，入脾、胃经，有清暑除烦、解毒止痢之功效，适用于中暑烦躁、热渴引饮、痈肿痢疾等。《滇南本草》言其："治丹炎毒气，疗恶疮结毒，或遍身已成芝麻疔疮难忍。泻六经实火，清暑、益气、止渴。"《生生编》言其："除邪热，解劳气，清心明目。"《本草求真》言其"除热解烦"。药理分析表明，苦瓜含苦瓜多肽类物质（每百克苦瓜含多肽类物质25毫克）、多种氨基酸及果胶等。印度的科研人员研究发现苦瓜多肽类物质有明显

的降低血糖的作用，动物实验证实，类胰岛素物质不仅可使严重糖尿病动物的血糖下降，使它恢复正常，而且不论注射、口服，疗效都相同；我国北京大学医学院的科研人员研究发现，苦瓜多肽类物质有快速降糖、调节胰岛素功能，能修复 β 细胞、增加胰岛素的敏感性，还有预防、改善并发症和调节血脂、提高免疫力的作用。因而营养学家和医生都推荐苦瓜为治疗糖尿病的良药。患有糖尿病的中老年人，可将苦瓜研粉压片服食，或炒食，或水煎服，有明显的降低血糖的作用。

◎ **其他功效**

苦瓜味苦性寒，维生素C含量丰富，有除邪热、解疲劳、清心明目、益气壮阳的功效。国外科学家还从苦瓜中提炼出一种被称为奎宁精的物质，含有生物活性蛋白，能提高免疫系统功能，同时还利于人体皮肤新生和伤口愈合。所以常吃苦瓜还能增强皮层活力，使皮肤变得细嫩健美。

苦瓜营养丰富，所含蛋白质、脂肪、碳水化合物等在瓜类蔬菜中较高，特别是

维生素C含量每百克高达125毫克，约为冬瓜的5倍，黄瓜的14倍，南瓜的21倍，居瓜类之冠。苦瓜还含有粗纤维、胡萝卜素、苦瓜苷、磷、铁和多种矿物质、氨基酸等；苦瓜还含有较多的脂蛋白，可帮助人体免疫系统抵抗癌细胞，经常食用可以增强人体免疫功能。苦瓜的苦味，是由于它含有抗疟疾的奎宁，奎宁能抑制过度兴奋的体温中枢，因此，苦瓜具有清热解毒功效。

◎营养师健康提示

苦瓜营养丰富，一般人均可食用，特别适合糖尿病患者食用。

◎选购

要选择颜色青翠、新鲜的。

◎适用量

每次约100克。

◎总热量

19千卡≈79千焦（每100克中可食用部分）。

苦瓜营养成分 （每100克可食用部分）

名称	含量	名称	含量
脂肪	0.1克	泛酸	0.37毫克
蛋白质	1.2克	烟酸	0.3毫克
碳水化合物	3克	膳食纤维	1.5克
维生素A	10微克	钙	34毫克
维生素B$_1$	10.07毫克	铁	0.6毫克
维生素B$_2$	0.04毫克	磷	36毫克
维生素B$_6$	0.06毫克	钾	200毫克
维生素C	125毫克	钠	1.8毫克
维生素E	0.85毫克	铜	0.06毫克
维生素K	41微克	镁	18毫克
胡萝卜素	0.06毫克	锌	0.29毫克
叶酸	72微克	硒	0.36毫克

◎ 可 降 糖 的 蔬 菜

南瓜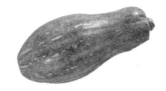

含有大量的果胶纤维素，使饭后血糖不致升高过快。

南瓜因产地不同而叫法各异，又名番瓜、麦瓜、倭瓜、金瓜、金冬瓜等。南瓜的适应性很强，南北各地都普遍栽培，为夏秋季的主要蔬菜之一。南瓜富含胡萝卜素、多种矿物质、人体必需的8种氨基酸和儿童必需的组氨酸、可溶性纤维、叶黄素、磷、钾、钙、镁、锌、硅等微量元素。现代营养学和医学表明，多食南瓜可有效防治高血压、糖尿病及肝脏病变，提高人体免疫能力。清代名医陈修园说："南瓜为补血之妙品。"常吃南瓜，可使大便通畅、肌肤丰美，尤其对女性有美容作用，清代名臣张之洞曾建议慈禧太后多食南瓜。南瓜还可以预防中风，因南瓜里含有大量的亚麻仁油酸、软脂酸、硬脂酸等甘油酸，这些均为优质油脂。

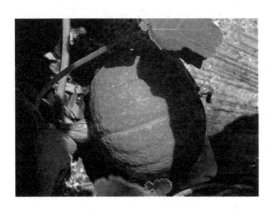

◎ 降糖功效

南瓜含有大量的果胶纤维素，与淀粉类食物混合时，可使糖类吸收减慢而推迟胃排空时间，并改变肠蠕动的速度，使饭后血糖不致升高过快。

南瓜中的钴是胰岛细胞合成胰岛素必需的微量元素，能够促进胰岛素分泌，控制餐后血糖上升。

南瓜中的铬是胰岛素的辅助因子，也是葡萄糖耐量因子（GTF）的重要组成部分，可提高糖尿病患者分泌胰岛素的水平，改善糖代谢。

◎ 其他功效

南瓜及南瓜子具有降脂、防癌、保养男性前列腺和肾脏、驱虫以及止血等多项保健功能。

南瓜中含有丰富的戊聚糖、葫芦巴碱、果胶、类胡萝卜素、维生素C、可溶性纤维及微量元素等；南瓜种子中的粗蛋白、粗脂肪、不饱和脂肪酸及亚油酸等成分，可增强肝肾的再生能力，降低高血压、降低血糖，还可缓解便秘；瓜瓤中含有大量的超氧化物酶（SOD），具有清除体内自由基的作用。

◎营养师健康提示

南瓜是糖尿病人良好的食物，一般人均可食用，但患有黄疸型肝炎、脚气等症的患者不能食用。

◎选购

要选择新鲜的、没有外伤的南瓜。

◎适用量

每次约100克。

◎总热量

22千卡≈92千焦（每100克中可食用部分）。

南瓜营养成分 （每100克可食用部分）

名称	含量	名称	含量
脂肪	0.1克	泛酸	0.5毫克
蛋白质	0.7克	烟酸	0.4毫克
碳水化合物	4.5克	膳食纤维	0.8克
维生素A	148微克	钙	16毫克
维生素B_1	0.03毫克	铁	0.4毫克
维生素B_2	0.04毫克	磷	24毫克
维生素B_6	0.12毫克	钾	287毫克
维生素C	8毫克	钠	0.8毫克
维生素E	0.36毫克	铜	0.03毫克
维生素K	26微克	镁	8毫克
膳食纤维	0.8克	锌	0.14毫克
胡萝卜素	0.89毫克	硒	0.46微克
叶酸	80微克		

◎ 可降糖的蔬菜

洋葱

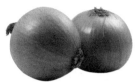

含有与降血糖药甲磺丁脲相似的有机物，能降糖、利尿。

洋葱，俗称葱头，在欧洲被誉为"菜中皇后"。其营养成分丰富，含蛋白质、糖、粗纤维及钙、磷、铁、硒、胡萝卜素、硫胺素、核黄素、尼克酸、抗坏血酸等多种营养成分。洋葱具有广泛的药用价值，被誉为"西方医学之父"的希波格拉底认为，洋葱对视力有益；罗马医生认为洋葱是开胃良药；印度人把洋葱当做激素，并用于利尿、利痰；美国南北战争时，北方军利用运来的三车皮洋葱摆脱了痢疾的困扰；日本医学教授认为，常食洋葱可长期稳定血压，降低血管脆性。

◎ 降糖功效

洋葱还具有降血糖作用，因洋葱中含有与降血糖药甲磺丁脲相似的有机物，并在人体内能生成具有强力利尿作用的皮苦素。糖尿病患者每餐食洋葱25～50克能起到较好的降低血糖和利尿的作用。

◎ 其他功效

经中西医临床证明：洋葱有平肝、润肠的功能，它所含挥发油中有降低胆固醇的物质——二烯丙基二硫化物，是目前唯一含前列腺素样物质和能激活血溶纤维蛋白活性的成分，这些物质均有较强的舒张血管和心脏冠状动脉的能力，又能促进钠盐的排泄，从而使血压下降和预防血栓形成。

现代医学研究还表明，洋葱中含有微量元素硒。硒是一种抗氧化剂，它的特殊作用是能使人体产生大量谷胱甘肽，谷胱甘肽的生理作用是输送氧气供细胞呼吸，人体内硒含量增加，癌症发生率就会大大下降。所以，洋葱又是一种保健食品。洋葱中的植物杀菌素除能刺激食欲、帮助消化外，还由于它经由呼吸道、泌尿道、汗腺排出时，能刺激管道壁分泌，所以又有祛痰、利尿、发汗、预防感冒以及抑菌防腐的作用。

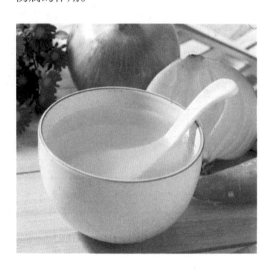

◎营养师健康提示

不可过多食用，以免发生胀气和排气过多。肺胃发炎、阴虚目昏者不宜食用。

◎选购

以球体完整、没有裂开或损伤、表皮完整光滑、外层保护膜较多且无萌芽、无腐烂的为佳。

◎适用量

每餐约50克。

◎总热量

37千卡≈155千焦（每100克可食用部分）。

洋葱营养成分 （每100克可食用部分）

名称	含量	名称	含量
脂肪	0.2克	泛酸	0.19毫克
蛋白质	1.1克	烟酸	0.2毫克
碳水化合物	8.1克	膳食纤维	0.9克
维生素A	3微克	钙	24毫克
维生素B$_1$	0.03毫克	铁	0.6毫克
维生素B$_2$	0.03毫克	磷	39毫克
维生素B$_6$	0.16毫克	钾	138毫克
维生素C	8毫克	钠	4.4毫克
维生素E	0.14毫克	铜	0.05毫克
生物素	210微克	镁	15毫克
胡萝卜素	20毫克	锌	0.23毫克
叶酸	16微克	硒	0.92微克
叶酸	80微克	硒	0.46微克

◎ 可降糖的蔬菜

黄瓜

含有丙醇二酸，能抑制身体中糖类物质转变为脂肪。

黄瓜是群众喜爱的一种蔬菜，它之所以姓"黄"，是因为它成熟后，浑身变黄色的缘故。据《齐民要术》记载，在北魏时，采摘黄瓜要等色黄的时候。现在，黄瓜黄了只能留作种子用，不供食用，只有碧绿青翠的嫩黄瓜才招人喜欢。黄瓜最初叫"胡瓜"，这是因为它是西汉时从西域引进的。李时珍说："张骞使西域得种，故名胡瓜。"可见，我国引进黄瓜已有2000多年的历史。因为羯族人的后裔赵石勒反对把北方少数民族叫"胡人"，为了避讳，也将胡瓜改称黄瓜。

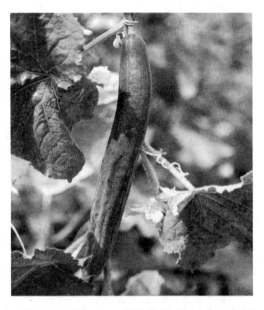

◎ 降糖功效

黄瓜含糖量仅1.6%，糖尿病病人可以此代替水果食用，并可从中获取维生素C、胡萝卜素、纤维素、矿物质等。黄瓜中还含有丙醇二酸，能抑制身体中糖类物质转变为脂肪，故身体肥胖的糖尿病病人及合并高血压、高血脂的糖尿病病人更应多食黄瓜。

◎ 其他功效

现代药理学研究认为，鲜黄瓜中含有一种叫丙醇二酸的物质，它有抑制糖类转化为脂肪的作用，因此，多吃黄瓜有减肥作用。黄瓜还有一种特殊的美容功能，用黄瓜汁来清洁和保护皮肤，或用捣碎的黄瓜来舒展皱纹都颇为有效。最简便易行的方法是将黄瓜切片抹患处，每日2~3次，此方法适用于防治因日晒引起的皮肤发黑、粗糙等，因黄瓜中所含的黄瓜油对吸收紫外线有良好的作用。

黄瓜除有特殊的减肥美容作用外，还具有防治疾病的作用。动物实验证明，黄瓜头中含有一种葫芦素C，这种物质具有明显的抗肿瘤作用。鲜黄瓜中含有纤维素，既能加速肠道腐败物质的排泄，又有降低血液中胆固醇的功能，因此，患有肥胖病、高胆固醇和动脉硬化的病人，常吃黄瓜大有益处。近年来的临床实践还证明：黄瓜藤有良好的扩张血管、减慢心率、降低血压和降低胆固醇的作用；黄瓜霜具有治疗咽喉肿痛的作用；黄瓜叶和藤部则具有清热、利水、除湿、滑肠、镇痛等功效。

◎营养师健康提示

黄瓜虽然可果、可蔬，但由于维生素及其他营养素含量较少，不宜单独食用，最好与其他蔬菜、水果同吃，以保证机体所需的营养素。另外，生吃时一定要洗净，以免引起肠道疾病。

◎选购

以新鲜无蔫状的为佳。

◎适用量

每天1条（100克左右）。

◎总热量

15千卡≈63千焦（每100克中可食用部分）。

黄瓜营养成分 （每100克可食用部分）

名称	含量	名称	含量
脂肪	0.2克	泛酸	0.2毫克
蛋白质	0.8克	烟酸	0.2毫克
碳水化合物	2.4克	膳食纤维	0.5克
维生素A	15微克	钙	24毫克
维生素B_1	0.04毫克	铁	0.5毫克
维生素B_2	0.04毫克	磷	24毫克
维生素B_6	0.15毫克	钾	102毫克
维生素C	9毫克	钠	4.9毫克
维生素E	0.46毫克	铜	0.05毫克
维生素K	34微克	镁	15毫克
胡萝卜素	0.09毫克	锌	0.18毫克
叶酸	25微克	硒	0.38微克

◎ 可降糖的蔬菜

莴笋

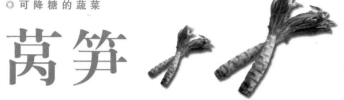

可延缓糖尿病病人肠道中食物的消化和葡萄糖的吸收。

莴笋，又名莴苣、生笋、白笋、千金菜等。莴笋口感鲜嫩，色泽淡绿，如同碧玉一般，制作菜肴可荤可素，可凉可热，口感爽脆。它还具有独特的营养价值。莴笋是绿叶类蔬菜中种类、品种极多的一种，对人体健康具有重要意义。

◎ 降糖功效

莴笋的糖和脂肪含量均很低，其中莴笋含胰岛素激活剂，对糖尿病病人有益。同时，它还属高纤维素食物，可延缓糖尿病病人肠道中食物的消化和葡萄糖的吸收，有助于控制餐后血糖。莴笋含有较丰富的烟酸，烟酸是胰岛素激活剂，经常食用对防治糖尿病有所帮助。莴笋可刺激胃肠蠕动，对糖尿病引起的胃轻瘫以及便秘有辅助治疗作用。

◎ 其他功效

莴笋中所含的钾离子是钠离子的数倍，能刺激消化液的分泌，促进食欲，并能改善肝脏功能，有助于抵御风湿性疾病和痛风。莴笋含钾量最高，有利于促进排尿，减少对心房的压力，对高血压和心脏病患者极为有益。莴笋含有少量的碘元素，它对人的基础代谢、心智和体格发育甚至情绪调节都有重大影响，因此莴笋具有镇静作用，经常食用有助于消除紧张、帮助睡眠。

莴笋中所含有机化合物中富含人体可吸收的铁元素，对有缺铁性贫血病人十分有利。莴笋的热水提取物对某些癌细胞有很高的抑制率，故又可用来防癌抗癌。

◎ 典籍记载

《滇南本草》："味苦，寒。治冷积、虫积、痰火凝结、气滞不通，服之即效。常食目痛，素有目疾者切忌。"

《本草纲目》："利五脏，通经脉，开胸膈，功同白苣（藏器）。利气，坚筋骨，去口气，白齿牙，明眼目（宁原）。通乳汁，利小便，杀虫、蛇毒。"

◎ 营养师健康提示

莴笋叶的营养远远高于莴笋茎，因为其叶比茎所含胡萝卜素高出72倍多，维生素B_1含量叶是茎的2倍，维生素B_2含量叶是茎的5倍，维生素C含量叶是茎的3倍，因此莴笋叶丢弃不吃实在是太可惜了。此外，秋季爱患咳嗽的人，多吃莴笋叶还可平咳。

莴笋中的某种物质对视神经有刺激

作用，古书记载莴笋多食使人目糊，停食数天，则能自行恢复，故视力弱者不宜多食，有眼疾特别是夜盲症的人也应少食。

在烹饪方面也要注意以下几个方面：一、莴笋怕咸，盐要少放才好吃。二、焯莴笋时一定要注意时间和温度，焯的时间过长、温度过高会使莴笋绵软，失去清脆口感。三、莴笋是传统的丰胸蔬菜，与含B族维生素的牛肉合用，具有调养气血的作用，可以促进乳房部位的营养供应。四、

莴笋下锅前挤干水分，可以增加莴笋的脆嫩。但从营养角度考虑，不应挤干水分，这会丧失大量的水溶性维生素。

◎选购

选青嫩新鲜的。

◎适用量

每次约60克。

◎总热量

14千卡≈59千焦（每100克中可食用部分）。

莴笋营养成分 （每100克可食用部分）

名称	含量	名称	含量
脂肪	0.1克	泛酸	0.23毫克
蛋白质	1克	烟酸	0.5毫克
碳水化合物	2.2克	膳食纤维	0.6克
维生素A	25微克	钙	23毫克
维生素B_1	0.02毫克	铁	0.9毫克
维生素B_2	0.02毫克	磷	48毫克
维生素B_6	0.05毫克	钾	318毫克
维生素C	4毫克	钠	36.5毫克
维生素E	0.19毫克	铜	0.07毫克
维生素K	54微克	镁	19毫克
胡萝卜素	0.15毫克	锌	0.33毫克
叶酸	120微克	硒	0.54微克

◎可降糖的蔬菜

青椒

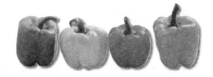

含有的辣椒素能提高胰岛素的分泌量。

青椒又名大椒、灯笼椒、柿子椒、海椒、菜椒、秦椒等，茄科青椒属，一年生菜本植物。其特点是果实较大，辣味较淡甚至根本不辣，作蔬菜食用而不是用作调味料。青椒含有青椒素及维生素A、维生素C等多种营养物质，有芬芳的辛辣味。由于它翠绿鲜艳，新培育出来的品种还有红、黄、紫等多种颜色，因此不但能自成一菜，还被广泛用于配菜。

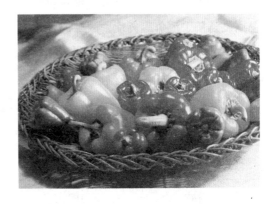

◎降糖功效

青椒中含有的辣椒素能提高胰岛素的分泌量，同时负责保护调节葡萄糖代谢的激素，显著降低血糖水平。

◎其他功效

青椒能增强人的体力，缓解因工作、生活压力造成的疲劳。其特有的味道和所含的辣椒素有刺激唾液和胃液分泌的作用，能增进食欲、帮助消化、促进肠胃蠕动、防止便秘。

它还可以防治坏血病，对牙龈出血、贫血、血管脆弱有辅助治疗作用。一般人都会感觉到，吃了带有辛味的青椒之后，会心跳加速、皮肤血管扩张，令人觉得热乎乎的，所以中医对它的看法和辣椒一样，有温中下气、散寒去湿的说法。

青椒中含有丰富的维生素C。维生素C是人体不可缺少的营养，它能够增强人体对感染的抵抗力，促进骨骼正常发育及伤口愈合，特别能刺激造血机能，对红细胞的成熟起一定的作用。

青椒含有促进毛发、指甲生长的硅元素，常吃能强化指甲及滋养发根，且对人体的泪腺和汗腺产生净化作用。

此外，青椒的有效成分可促进黑色素的新陈代谢，对黑斑、雀斑都具疗效。而青椒所含的胡萝卜素与维生素D则有增进皮肤抵抗力的功效，能防止产生面疱和斑疹。

◎典籍记载

青椒的食疗作用，先民早有发现，不

少典籍就记载了这种作用。如《食物宜忌》说青椒能"温中下气，散寒除湿；开郁去痰，消食，杀虫解毒。治呕逆，疗噎嗝，止泻痢，祛脚气"。《食物考》中记载："温中散寒，除风发汗，冷僻能，形痰去蠲。"

◎营养师健康提示

青椒不宜一次吃得过多。辣味重的容易引发痔疮、疮疥等炎症，故辣的青椒要少吃。溃疡、食道炎、咳喘、咽喉肿痛、痔疮患者应少食。

◎选购

以青椒蒂新鲜有光泽、无破损、无皱缩、无虫眼、无农药、形态丰满的为佳。

◎适用量

每次约60克。

◎总热量

23千卡≈96千焦（每100克中可食用部分）。

青椒营养成分 （每100克可食用部分）

名称	含量	名称	含量
脂肪	0.3克	膳食纤维	2.1克
蛋白质	1.4克	钙	15毫克
碳水化合物	5.8克	铁	0.7毫克
维生素A	57微克	磷	33毫克
维生素B_1	0.03毫克	钾	209毫克
维生素B_2	0.04毫克	钠	2.2毫克
维生素B_6	0.05毫克	铜	0.15毫克
维生素C	62毫克	镁	15毫克
维生素E	0.88毫克	锌	0.22毫克
胡萝卜素	340毫克	硒	0.62微克
叶酸	63微克	锰	0.14毫克
泛酸	0.63毫克		

◎ 可降糖的蔬菜

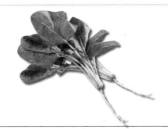

菠菜

含有一种类似胰岛素的物质，作用与胰岛素接近。

古代中国人称菠菜为"红嘴绿鹦哥"，又叫波斯菜、赤根菜。《本草纲目》中认为食用菠菜可以"通血脉，开胸膈，下气调中，止渴润燥"。古代阿拉伯人称它为"蔬菜之王"。菠菜不仅含有大量的胡萝卜素，也是维生素B₆、叶酸、铁质和钾质的极佳来源。菠菜含有大量的蛋白质，每500克菠菜的蛋白质含量相当于两个鸡蛋的蛋白质含量。此外，菠菜还富含酶。

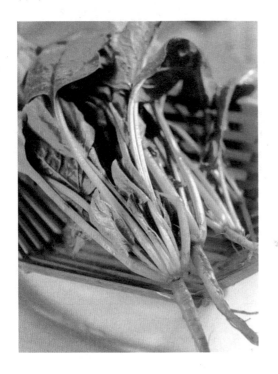

◎ 降糖功效

菠菜中含有一种类似胰岛素的物质，作用与胰岛素接近，能使血糖保持稳定，所以糖尿病患者，尤其是Ⅱ型糖尿病患者食用菠菜，能较好地控制血糖。

◎ 其他功效

菠菜丰富的维生素含量能够防止口角炎、夜盲等维生素缺乏症的发生。菠菜含有大量的抗氧化剂，具有抗衰老、促进细胞增殖的作用，既能激活大脑功能，又可增强青春活力，有助于防止大脑的老化，防治老年痴呆症。哈佛大学的一项研究还发现，每周食用2～4次菠菜的中老年人，可降低视网膜退化的危险，从而保护视力。菠菜长于清理人体肠胃的热毒，中医认为菠菜味甘性凉，能养血、止血、敛阴、润燥，因而可防治便秘，使人容光焕发。

◎ 营养师健康提示

很多人都爱吃菠菜，但一定要注意，菠菜不能直接烹调，因为它含草酸较多，有碍机体对钙的吸收。故吃菠菜时宜先用沸水烫软，捞出再炒。同时尽可能地多吃一些碱性食品，如海带、蔬菜、水果等，以促使草酸钙溶解排出，预防结石。

另凡腹泻、脾胃虚者不能食；肾功能不全者也不要多吃菠菜。

菠菜不能与豆腐同吃，因为菠菜所含草酸较多，易与钙结合形成草酸钙而不利于人体对钙的吸收。

电脑工作者及爱美人士应该常吃菠菜。

◎选购

选叶片鲜嫩、没有蛀洞的。

◎适用量

每次80～100克。

◎总热量

24千卡≈100千焦（每100克中可食用部分）。

菠菜营养成分 （每100克可食用部分）

名称	含量	名称	含量
脂肪	0.3克	泛酸	0.2毫克
蛋白质	2.4克	烟酸	0.6毫克
碳水化合物	2.5克	膳食纤维	1.4克
维生素A	487微克	钙	158毫克
维生素B$_1$	0.04毫克	铁	1.7毫克
维生素B$_2$	0.11毫克	磷	44毫克
维生素B$_6$	0.3毫克	钾	140毫克
维生素C	15毫克	钠	117.8毫克
维生素E	1.74毫克	铜	0.1毫克
生物素	270毫克	镁	58毫克
维生素K	210微克	锌	0.52毫克
胡萝卜素	13.32毫克	硒	0.97微克
叶酸	110微克		

◎ 可降糖的蔬菜

西红柿

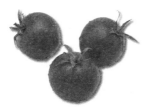

可以帮助 Ⅱ 型糖尿病患者抵御能使病情复杂化的心脏问题。

西红柿又名番茄，属茄科，一年生草本蔬菜，味甘，性微寒，全株有软毛，花黄色，18世纪传入我国，目前西红柿的品种有4700多个。西红柿中小的叫"圣女果"，形如樱桃；大的状如苹果，有扁的，也有圆的。西红柿的颜色有大红的、粉红的、青绿的，还有鲜红的。它含有多种氨基酸和维生素，而且矿物质和微量元素含量也很高。

◎ 降糖功效

西红柿汁可以帮助 Ⅱ 型糖尿病患者抵御能使病情复杂化的心脏问题。当血小板凝聚时，就会形成血液凝块堵住血管。而糖尿病患者的血小板则更为黏着。由于血小板的过分"黏稠"，Ⅱ 型糖尿病（非胰岛素依赖型）患者较之常人更容易出现动脉硬化和其他心血管疾病，如心脏病和中风等。而据美

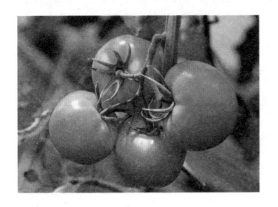

国"每日科学"网站报道，研究者发现，Ⅱ 型糖尿病患者在连续饮用西红柿汁3个星期后，会出现血液变稀薄的效果，也就是说西红柿汁可以降低血小板的凝聚作用，从而减少血栓的形成。科学家从西红柿汁中分离出一种被称为P3的物质，它显示出了具有抗血小板凝结的功效。

◎ 其他功效

西红柿含有丰富的钙、磷、铁、胡萝卜素及B族维生素和维生素C，生熟皆能食用，味微酸适口。西红柿能生津止渴、健胃消食，故对食欲不振有很好的辅助治疗作用。西红柿肉汁多，对肾炎病人有很好的食疗作用，而且含糖量较低，可以作为糖尿病患者的食疗食品。西红柿有美容效果，常吃具有使皮肤细滑白皙的作用，可延缓衰老。它富含丰富的番茄红素，具有抗氧化功能，能防癌，且对动脉硬化患者有很好的食疗作用。

◎ 营养师健康提示

西红柿营养丰富，一般人均可食用，特别适合糖尿病患者食用，但要注意青色的西红柿不宜食用。胃酸过多者以及空腹时不宜吃西红柿，因为西红柿中含有大量

的胺质、果质和可溶性收敛剂等，食后会引起胃胀痛。

◎选购

催熟的西红柿多为反季节上市，大小通体全红，手感很硬，外观呈多面体，子呈绿色或未长子，瓤内无汁；而自然成熟的西红柿周围有些绿色，捏起来很软，外观圆滑，透亮而无斑点，而子粒是土黄色，肉质为红色，沙瓤，多汁。

◎适用量

每天约100克。

◎总热量

19千卡≈79千焦（每100克中可食用部分）。

西红柿营养成分（每100克可食用部分）

名称	含量	名称	含量
脂肪	0.2克	泛酸	0.17毫克
蛋白质	0.9克	烟酸	0.6毫克
碳水化合物	3.54克	膳食纤维	0.5克
维生素A	92微克	钙	10毫克
维生素B$_1$	0.03毫克	铁	0.8毫克
维生素B$_2$	0.03毫克	磷	24毫克
维生素B$_6$	0.08毫克	钾	191毫克
维生素C	8毫克	钠	5毫克
维生素E	0.57毫克	铜	0.06毫克
维生素K	4微克	镁	9毫克
维生素P	700微克	锌	0.13毫克
胡萝卜素	0.37毫克	硒	0.15微克
叶酸	22微克		

◎可降糖的蔬菜

芹菜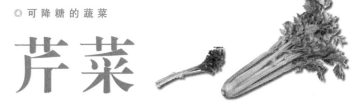

能改善糖尿病患者细胞的糖代谢。

芹菜别名旱芹、药芹菜，原产于地中海地区，属伞形科、旱芹属，为两年生草本植物。芹菜由俄罗斯的高加索地区传入我国，从汉代起开始栽培，距今已有近2000年的历史，最初作为观赏植物种植，以后逐渐习惯食用，经过历年来的培育和选择，形成了现在的叶柄细长、植株高大的中国类型芹菜。

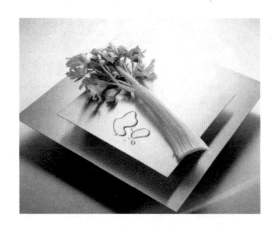

◎降糖功效

芹菜为高纤维素食物，高纤维素饮食能改善糖尿病患者细胞的糖代谢，增加胰岛素受体对胰岛素的敏感性，能使血糖下降，从而可减少患者对胰岛素的用量。另外，还由于高纤维食物可使血糖浓度缓慢上升，可防止血糖水平急剧波动，有助于保护受损的胰腺功能。还能降低患者血脂水平，芹菜对糖尿病合并心血管病有益。

◎其他功效

芹菜含铁量较高，是缺铁性贫血患者的佳蔬。芹菜是治疗高血压及其并发症的首选之品。对于血管硬化、神经衰弱患者亦有辅助治疗作用。

经常吃芹菜，可以中和尿酸及体内的酸性物质，对防治中风有较好的效果。

芹菜含有大量的粗纤维，可刺激胃肠蠕动，促进排便。芹菜还是一种性功能食品，能促进人的性兴奋，西方称之为"夫妻菜"，曾被古希腊的僧侣列为禁食。

经常吃芹菜，对于及时吸收、补充自身所需要的营养，维持正常的生理机能，增强人体抵抗力，都大有益处。尤其是在寒冷干燥的天气，人们往往感到口干舌燥、气喘心烦、身体不适，经常吃些芹菜有助于清热解毒、祛病强身。肝火过旺、皮肤粗糙者及经常失眠、头痛的人可适当多吃些。

◎营养师健康提示

芹菜叶中所含的胡萝卜素和维生素C比茎多，因此吃时不要把能吃的嫩叶扔掉。芹菜有降血压作用，故血压偏低者慎用。

◎选购

芹菜品种繁多，主要有水芹、旱芹和西芹。选购时，注意芹菜的鲜嫩程度，以农家刚上市、茎秆粗壮、色亮、无黄叶、无萎叶的为佳。

◎适用量

每餐约100克。

◎总热量

14千卡≈59千焦（每100克中可食用部分）。

芹菜营养成分 （每100克可食用部分）

名称	含量	名称	含量
脂肪	–	泛酸	0.26毫克
蛋白质	0.6克	烟酸	0.3毫克
碳水化合物	2.7克	膳食纤维	0.9克
维生素A	8微克	钙	152毫克
维生素B$_1$	0.03毫克	铁	8.5毫克
维生素B$_2$	0.04毫克	磷	18毫克
维生素B$_6$	0.08毫克	钾	163毫克
维生素C	6毫克	钠	516.9毫克
维生素E	0.2毫克	铜	0.09毫克
维生素K	10微克	镁	18毫克
胡萝卜素	0.5毫克	锌	0.1毫克
叶酸	29微克	硒	0.5微克

◎ 可降糖的蔬菜

茄子

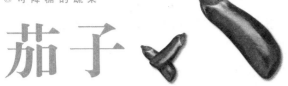

常吃可预防糖尿病引起的视网膜出血。

茄子，属茄科植物茄的果实，其别名叫落苏、草鳖甲。从形态上讲，现代常见的茄子有圆茄、灯泡茄、线茄等三种；从颜色上分，又有紫茄、白茄、青茄等。

◎降糖功效

茄子是一种物美价廉的蔬菜，还是心血管病人的食疗佳品，特别是对动脉硬化症、高血压、冠心病和坏血病患者非常有益，有辅助治疗的作用。常吃茄子，还可预防高血压引起的脑溢血和糖尿病引起的视网膜出血。

茄子之所以有此功效，与它所含的特殊的化合物有很大关系。茄子中含有皂苷，具有降低胆固醇的功效。此外，茄子中富含维生素P，尤以紫茄子中含量为高。维生素P能增强人体细胞间的黏着力，对微血管有保护作用，能提高微血管对疾病的抵抗力，保持细胞和毛细血管壁的正常渗透性，增加微血管韧性和弹性。茄子还可提供大量的钾。钾在人体中有着重要的生理功能，能维持细胞内的渗透压，参与能量代谢过程，维持神经肌肉正常的兴奋性，缺钾则易引起脑血管破裂。钾还可帮助平衡血压，防治高血压。另外，茄子中的一些重要植化物可以预防氧化破坏作用，从而避免由氧化作用引起的心血管疾病。

◎其他功效

茄子的营养比较丰富，含有蛋白质、脂肪、碳水化合物、多种维生素以及钙、磷、铁等多种营养成分。特别是维生素P的含量很高，每100克中即含维生素P700微克，这是许多蔬菜水果望尘莫及的。维生素P能使血管壁保持弹性和生理功能，防止硬化和破裂，所以经常吃些茄子，有助于防治高血压、冠心病、动脉硬化和出血性紫癜，对心血管疾病并发糖尿病的患者来说，食疗作用更是明显。

中医学认为，茄子属于寒凉性质的食物，所以夏天食用，有助于清热解暑。对于容易长痱子、生疮疖的人，尤为适宜。

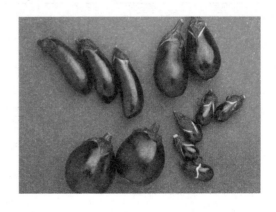

◎营养师健康提示

茄子秋后其味偏苦，性寒更甚，体质虚冷之人不宜多食。油炸的茄子会大量流失其含有的维生素P，可挂糊上浆后再炸，能减少营养损失。

◎选购

购回茄子用保鲜膜装好，放入冰箱，恒温可保鲜1～2天，新鲜的茄子为深紫色、有光泽，带未干枯的柄，粗细均匀，无斑。

◎适用量

每次约100克。

◎总热量

14千卡≈59千焦（每100克中可食用部分）。

茄子营养成分 （每100克可食用部分）

名称	含量	名称	含量
脂肪	0.3克	泛酸	0.6毫克
蛋白质	0.8克	烟酸	0.5毫克
碳水化合物	4克	膳食纤维	1.3克
维生素A	63微克	钙	32毫克
维生素B₁	0.03毫克	铁	0.4毫克
维生素B₂	0.04毫克	磷	19毫克
维生素B₆	0.06毫克	钾	152毫克
维生素C	8毫克	钠	11.3毫克
维生素E	1.13毫克	铜	0.1毫克
维生素P	700微克	镁	13毫克
维生素K	9微克	锌	0.23毫克
胡萝卜素	0.04毫克	硒	0.48微克
叶酸	19微克		

◎ 可 降 糖 的 蔬 菜

红薯

低热量食物，有助于减缓餐后血糖升高、降低甘油三酯。

红薯，又称甘薯、番薯、山芋等。它味道甜美，富含碳水化合物、膳食纤维、胡萝卜素、维生素以及钾、镁、铜、硒、钙等10余种元素。其中维生素B_1、维生素B_2的含量分别比大米高6倍和3倍。特别是红薯中含有丰富的赖氨酸，而大米、面粉恰恰缺乏赖氨酸。红薯味道甜美，营养丰富，又易于消化，可提供大量热能，所以有的地区把它作为主食。

◎降糖功效

研究显示，红薯具有减缓餐后血糖升高、降低甘油三酯的效果。红薯已被营养学家当做一种药食兼用、营养均衡的食品，它的热量只有同等重量大米所产生热量的1/3，而且几乎不含脂肪和胆固醇。

◎其他功效

红薯含有丰富的糖、蛋白质、纤维素

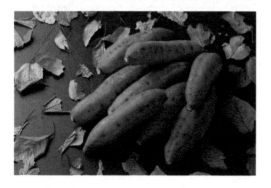

和多种维生素，其中β-胡萝卜素、维生素E和维生素C尤多。红薯含有丰富的赖氨酸，而大米、面粉恰恰缺乏赖氨酸。红薯与米面混吃，可以得到更为全面的蛋白质补充。就总体营养而言，红薯可谓是粮食和蔬菜中的佼佼者。欧美人赞它是"第二面包"，前苏联科学家说它是未来的"宇航食品"，法国人称它是当之无愧的"高级保健食品"。

红薯含有的赖氨酸，比大米、白面要高得多，还含有十分丰富的胡萝卜素，可促使上皮细胞正常成熟，抑制上皮细胞异常分化，消除有致癌作用的氧自由基，阻止致癌物与细胞核中的蛋白质结合，促进人体免疫力增强。

◎典籍记载

《本草纲目》记载，红薯有"补虚乏，益气力，健脾胃，强肾阴"的功效。"红薯蒸、切、晒、收，充作粮食，称做薯粮，使人长寿少疾。"

《本草纲目拾遗》说，红薯能补中、和血、暖胃、肥五脏。

◎营养师健康提示

红薯在胃中产酸，所以胃溃疡及胃酸

过多的患者不宜食用。

烂红薯（带有黑斑的红薯）和发芽的红薯可使人中毒，不可食用。

红薯等根茎类蔬菜含有大量的淀粉，可以加工成粉条食用，但制作过程中往往会加入明矾，若过多食用会导致铝在体内蓄积，不利于健康。

红薯忌同柿子一起吃，以防胃柿石症。

食用红薯一定要蒸熟煮透。因为红薯中淀粉的细胞膜不经高温破坏，难以消化。再者，红薯中的气化酶不经高温破坏，吃后会产生不适感。另外，食用红薯过量或不合理时，会引起腹胀、烧心、泛酸、胃痛等，所以食用不宜过量。中医诊断的湿阻脾胃、气滞食积者应慎食。

◎选购

以外皮完整结实，表皮少皱纹且无斑点、无腐烂为佳。

◎适用量

进食50克的红薯就要减少相应的主食。红薯所含的热量为米、面的1／3，因此，也可以用红薯代替主食来吃。

◎总热量

99千卡（每100克中可食用部分）。

红薯营养成分 （每100克可食用部分）

名称	含量	名称	含量
脂肪	0.2克	膳食纤维	1.6克
蛋白质	1.1克	钙	23毫克
碳水化合物	23.1克	铁	0.5毫克
维生素A	125微克	锰	0.11毫克
维生素B$_1$	0.04毫克	锌	0.15毫克
维生素B$_2$	0.04毫克	铜	0.18毫克
维生素C	26毫克	磷	39毫克
维生素E	0.28毫克	硒	0.48微克
烟酸	0.6毫克		

◎ 可降糖的蔬菜

魔芋

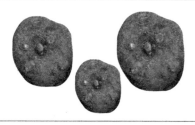

所含的葡甘露聚糖，能延缓葡萄糖的吸收。

魔芋，别名蒻头，多年生天南星科草本植物，有小毒，用途广泛。魔芋是一个大家族，全世界大约有130种，我国就有30多种。魔芋是目前发现的、唯一能大量提供葡甘露聚糖的经济作物，在食品医药领域魔芋的应用价值将不断地被开发展示出来。

◎ 降糖功效

近年来的研究证明，魔芋中所含的葡甘露聚糖对降低糖尿病患者的血糖有较好的效果，因其分子量大、黏性高，能延缓葡萄糖的吸收，所以可有效地降低餐后血糖，从而减轻胰腺的负担，使糖尿病患者的糖代谢处于良性循环，把血糖值保持在一定范围内。糖尿病患者往往有肥胖的问题，控制饮食初期又很容易出现饥饿感，魔芋可以很好地解决这两个问题。

◎ 其他功效

魔芋的主要成分为一种可溶性膳食纤维——葡甘露聚糖。魔芋的热量很低，含有的葡甘露聚糖吸水后能膨胀至原体积的30~100倍，食用后有饱足感，因而被公认为理想的减肥食品。葡甘露聚糖还能促进胆固醇转化为胆酸，减少胆酸通过肝再循环，从而降低胆固醇。

魔芋的药用成分能清除沉积在心血管的脂肪和胆固醇。

魔芋含有丰富的膳食纤维，在肠道内膳食纤维能加强肠道蠕动，促使排便，缩短食物在肠道内的停留时间，肉类食物从进食到排出体外大约需要12小时，魔芋从进食到排出体外大约为7小时。可使大便在肠道停留的时间缩短5小时左右。从而减少小肠对营养的吸收，同时也减少了大便中的有害物质对身体的危害。

◎ 营养师健康提示

生魔芋有毒，必须煎煮3小时以上方可食用，且每次不宜过量。

魔芋凝胶很有嚼头，但本身却没有浓厚的味道，很多人会吃不习惯，而用很重

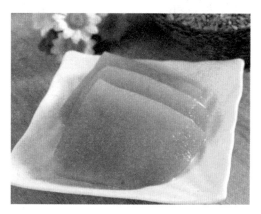

的调味料来增加它的风味。这么一来很可能把本来低热量的魔芋做成了热量不低，含钠却很高的菜肴。宜清淡饮食的糖尿病患者切不可效仿。

年纪大、病程长的糖尿病患者，若有食欲差、反酸、烧心、腹胀等问题，不建议大量食用魔芋。

◎选购

购买魔芋时以有弹性、水分多而不会很软的魔芋为佳。袋装魔芋可以直接保存。一次未吃完的可以放到冰箱冷藏，但是必须每天都换水。

◎适用量

魔芋每次进食要控制在80克左右，而魔芋精粉一次进食2～3克即可，一天总量要控制在5克左右。

◎总热量

7千卡（每100克中可食用部分）。

魔芋营养成分 （每100克可食用部分）

名称	含量	名称	含量
脂肪	0.1克	叶酸	2毫克
蛋白质	0.1克	钙	68毫克
碳水化合物	3.3克	磷	7毫克
胆固醇	-	钾	44毫克
膳食纤维	3克	钠	2毫克
维生素A	15微克	镁	26毫克
维生素B$_1$	0.02毫克	铁	0.6毫克
维生素B$_2$	0.03毫克	锌	3毫克
维生素E	0.11毫克	铜	0.11毫克
烟酸	6毫克	硒	1.85微克
生物素	87微克		

◎ 可降糖的蔬菜

丝瓜

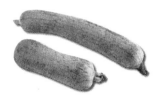

对一些胃口不佳的糖尿病患者来说，实属开胃佳肴。

丝瓜，又名菜瓜、天罗瓜、布瓜等，为葫芦科一年生攀援藤本植物，原产于南洋，明代引种到我国，成为人们常吃的蔬菜。丝瓜鲜脆洁香，细嫩爽滑，尤其适合夏、秋季节食用。

◎ 降糖功效

丝瓜味道清新爽口，对一些胃口不佳的糖尿病患者来说，实属开胃佳肴。丰富均衡的营养，医食同源的多重功效，简单多变的制备方法，又使丝瓜极适合作为日常菜肴经常食用。

◎ 其他功效

中医认为，丝瓜味甘性凉，有生津止渴、祛风化痰、清热解毒、消炎利水之功用，是一种营养价值及药用价值均很高的蔬菜。

丝瓜中含有多种维生素、矿物质和有机酸等营养成分，长期食用或取瓜汁搽脸能消炎抗皱、美白祛斑，是不可多得的女士美容佳品，故丝瓜汁有"美人水"之称。

丝瓜中维生素C含量较高，可用于抗坏血病及预防各种维生素C缺乏症。

由于丝瓜中维生素B_1等含量亦高，有利于小儿大脑发育及中老年人保持大脑健康。

丝瓜提取物（Lo43）对乙型脑炎病毒

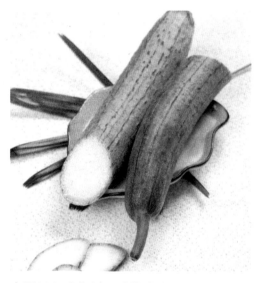

有明显预防作用，感染病毒前注射Lo43，保护率可达60%～80%。在丝瓜组织培养液中还提取到一种具抗过敏性物质泻根醇酸，其有很强的抗过敏作用。

◎ 典籍记载

《本草纲目》："熟食除热利肠。"

《陆川本草》："生津止渴，解暑除烦。"

《采药书》："治妇人白带，血淋膨胀积聚，一切筋骨疼痛。"

◎ 营养师健康提示

普通丝瓜易脱水干瘪，不宜久存，购买后应尽快食用。

月经不调者，身体疲乏、痰喘咳嗽、产后乳汁不通的妇女适宜多吃丝瓜；体虚内寒、腹泻者不宜多食。

丝瓜不宜生吃，可烹食，煎汤服；或捣汁涂敷患处。

丝瓜汁水丰富，宜现切现做，以免营养成分随汁水流走。

烹制丝瓜时应注意尽量保持清淡，油要少用，可勾稀芡，用味精或胡椒粉提味，这样才能显示丝瓜香嫩爽口的特点。

◎适用量

每日在500克以内。

◎总热量

20千卡（每100克中可食用部分）。

丝瓜营养成分 （每100克可食用部分）

名称	含量	名称	含量
脂肪	0.2克	膳食纤维	1.7克
蛋白质	1.3克	钙	37毫克
碳水化合物	4克	磷	33毫克
胆固醇	—	钾	121毫克
维生素A	26微克	钠	3.7毫克
维生素B$_1$	0.02毫克	镁	19毫克
维生素B$_2$	0.04毫克	铁	0.3毫克
维生素B$_6$	0.11毫克	锌	0.22毫克
胡萝卜素	155微克	硒	0.2微克
叶酸	22.6毫克	铜	0.05毫克
烟酸	0.32毫克	锰	0.07毫克
维生素C	4毫克	碘	0.4微克
维生素E	0.08毫克		

◎ 可降糖的蔬菜

大白菜

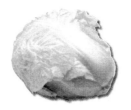

含有丰富的膳食纤维，能够增加饱腹感，延缓葡萄糖的吸收。

大白菜古时又叫菘，有"菜中之王"的美名，据说这是齐白石老先生提出来的。齐老有一幅写意的大白菜图，并题句说："牡丹为花中之王，荔枝为百果之先，独不论白菜为蔬之王，何也？"于是，"菜中之王"的美名不胫而走，流传开来。在我国北方的冬季，大白菜更是餐桌上必不可少的，故有"冬日白菜美如笋"之说。大白菜具有较高的营养价值，有"百菜不如白菜"的说法。

◎ 降糖功效

大白菜含有丰富的膳食纤维，能够增加饱腹感，延缓葡萄糖的吸收，能够平稳血糖。

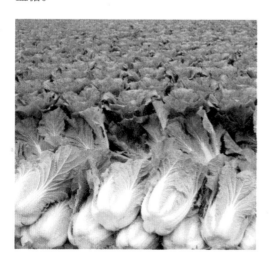

◎ 其他功效

大白菜中含有丰富的粗纤维，能促进胃肠蠕动，减少粪便在体内的存留时间，这样能够减少大便中各种致癌物质与肠黏膜的接触时间，减少致癌物质和毒素对肠黏膜的刺激强度。

美国纽约激素研究所的科学家发现，中国和日本妇女乳腺癌发病率之所以比西方妇女低得多，是由于她们常吃白菜的缘故。白菜中有一些微量元素，它们能帮助分解同乳腺癌相联系的雌激素。

大白菜是果蔬中的含锌冠军，可促进人体对钙的吸收，减少钙的流失。

秋冬季节空气特别干燥，寒风对人的皮肤伤害极大。白菜中含有丰富的维生素C、维生素E，多吃白菜，可以起到很好的护肤和养颜效果。

◎ 典籍记载

元代忽思慧在《饮膳正要》中写到："白菜，味甘，温，无毒。主通肠利胃，除胸中烦，解酒毒。"

王士雄在《随息居饮食谱》中记载品评吃大白菜的好处说："甘平养胃，荤素皆宜，味胜珍馐。"

清代《本草纲目拾遗》记载说："白菜汁，甘温无毒，利肠胃，除胸烦，解酒渴，利大小便，和中止嗽"，并说"冬汁尤佳"。

◎营养师健康提示

切白菜时，宜顺丝切，这样白菜易熟。

烹调时不宜用煮焯、浸烫后挤汁等方法，以避免营养素的大量损失。

白菜在腐烂的过程中产生了毒素，所产生的亚硝酸盐能使血液中的血红蛋白丧失携氧能力，使人体发生严重缺氧，甚至有生命危险。

◎选购

挑选包心的大白菜，以直到顶部包心紧、分量重、底部突出、根的切口大的为好。

◎适用量

每次100克。

◎总热量

13千卡（每100克中可食用部分）。

大白菜营养成分 （每100克可食用部分）

名称	含量	名称	含量
蛋白质	1.0克	维生素E	0.06毫克
脂肪	0.1克	钙	29毫克
碳水化合物	2.9克	磷	21毫克
胆固醇	-	钾	109毫克
膳食纤维	1.0克	钠	39.9毫克
维生素A	2微克	镁	12毫克
胡萝卜素	10微克	铁	0.3毫克
维生素B$_1$	0.02毫克	锌	0.15毫克
维生素B$_2$	0.01毫克	硒	0.04微克
维生素C	8毫克	铜	0.01毫克
烟酸	0.32微克	锰	0.05毫克

◎ 可降糖的蔬菜

空心菜

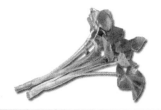

含有丰富的粗纤维素，可以帮助 Ⅱ 型糖尿病患者控制血糖。

空心菜又名蕹菜、无心菜、通心菜，为夏、秋季节的主要绿叶菜之一。现代科学研究发现，空心菜含有多种营养成分，其蛋白质含量比同等量的西红柿高4倍，钙含量比西红柿高12倍多，并含有较多的胡萝卜素。

◎ 降糖功效

空心菜的叶子中含有一定的"植物胰岛素"成分，可以帮助 Ⅱ 型糖尿病患者控制血糖。

◎ 其他功效

空心菜是碱性食物，并含有钾、氯等调节水液平衡的元素，食后可降低肠道的

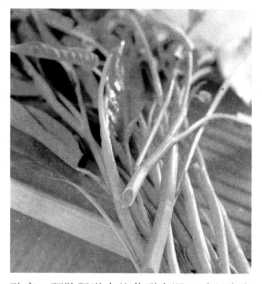

酸度，预防肠道内的菌群失调，对预防癌症有益。

空心菜中粗纤维素的含量较丰富，这种食用纤维是由纤维素、半纤维素、木质素、胶浆及果胶等组成的，具有促进肠蠕动、通便解毒的作用。

空心菜的水浸出液能降低胆固醇、甘油三酯，具有降脂减肥的作用。

◎ 典籍记载

《本草纲目》云："蕹菜能节节生芽，一本能成一畦。"

《南方草木状》："能解冶葛毒。"

《医林纂要》："解砒石毒，补心

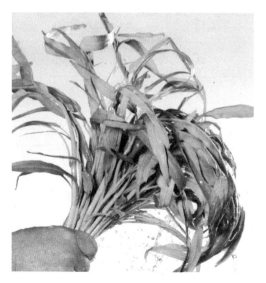

血，行水。"

《岭南采药录》："食狗肉中毒，煮食之。"

《广州植物志》："内服解饮食中毒，外用治一切胎毒，肿物和扑伤。"

《广西野生资源植物》："根茎春烂煨熟，熨吹乳。"

《陆川本草》："治肠胃热，大便结。"

◎营养师健康提示

宜旺火快炒，避免营养流失。空心菜性寒滑利，故体质虚弱、脾胃虚寒、大便溏泻者不宜多食。

◎适用量

每次50克即可。

◎总热量

20千卡（每100克中可食用部分）。

空心菜营养成分 （每100克可食用部分）

名称	含量	名称	含量
蛋白质	2.2克	维生素E	1.09毫克
脂肪	0.3克	钙	99毫克
碳水化合物	3.6克	磷	38毫克
胆固醇	—	钾	243毫克
膳食纤维	1.4克	钠	94.3毫克
维生素A	253微克	镁	29毫克
胡萝卜素	1520微克	铁	2.3毫克
维生素B$_1$	0.03毫克	锌	0.39毫克
维生素B$_2$	0.08毫克	硒	1.2微克
烟酸	0.8微克	铜	0.1毫克
维生素C	25毫克	锰	0.67毫克

◎ 可 降 糖 的 蔬 菜

芥菜

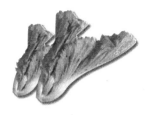

含有大量的膳食纤维，可延缓食物中葡萄糖的吸收。

芥菜，十字花科芸薹属一年生或二年生草本。中国著名的特产蔬菜，欧美各国极少栽培。起源于亚洲。芥菜的主侧根分布在约30厘米的土层内，茎为短缩茎。叶片着生短缩茎上，有椭圆、卵圆、倒卵圆、披针等形状。叶色绿、深绿、浅绿、黄绿、绿色间紫色或紫红。叶面平滑或皱缩。叶缘锯齿或波状，全缘或有深浅不同、大小不等的裂片。花冠十字形，黄色，四强雄蕊，异花传粉，但自交也能结实。种子圆形或椭圆形，色泽红褐或红色。

中国的芥菜主要有芥子菜、叶用芥菜、茎用芥菜、薹用芥菜、芽用芥菜和根用芥菜6个类型。芥菜喜冷凉润湿，忌炎热、干旱，稍耐霜冻。最适于生长的温度为8～15℃，一般叶用芥菜对温度要求较不严格。孕蕾、抽薹、开花结实需要经过低温春化和长日照条件。芥菜含有硫代葡萄糖苷，经水解后产生挥发性的异硫氰酸化合物、硫氰酸化合物及其衍生物，具有特殊的风味和辛辣味，都可鲜食或加工。芥子菜的种子可磨研成末，供调味用。

◎降糖功效

芥菜含有大量的膳食纤维，被人体摄入后，会吸水膨胀而呈胶状，延缓食物中葡萄糖的吸收，降低人体对胰岛素的需求量，从而减轻胰岛细胞的负担，起到降低餐后血糖的作用。

◎其他功效

提神醒脑：芥菜含有大量的抗坏血酸，是活性很强的还原物质，参与机体重要的氧化还原过程，能增加大脑中氧含量，激发大脑对氧的利用，有提神醒脑、解除疲劳的作用。

解毒消肿：能抗感染和预防疾病的发生，抑制细菌毒素的毒性，促进伤口愈合，可用来辅助治疗感染性疾病。

开胃消食：因为芥菜腌制后有一种特殊鲜味和香味，能促进胃、肠消化功能，增进食欲，可用来开胃，帮助消化。

明目利膈、宽肠通便：因芥菜组织较

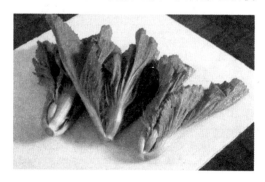

粗硬，含有胡萝卜素和大量食用纤维素，故有明目与宽肠通便的作用，可作为眼科患者的食疗佳品，还可防治便秘，尤宜于老年人及习惯性便秘者食用。

◎典籍记载

《本草纲目》云："芥菜利膈开胃。"

《农书》："气味辛烈,菜中之介然者也。"

《医林纂要》："利水解热，下气宽中。"

◎营养师健康提示

凡疮疡、目疾、痔疮、便血及体内郁热、目赤肿痛患者忌食。忌与鲫鱼同食，否则易引发水肿。

◎选购

以新鲜、色绿的为佳。

◎适用量

每次50克。

◎总热量

39千卡（每100克中可食用部分）。

芥菜营养成分 （每100克可食用部分）

名称	含量	名称	含量
蛋白质	2克	钙	230毫克
脂肪	0.4克	磷	47毫克
碳水化合物	4.7克	钾	281毫克
胆固醇	—	钠	30.5毫克
膳食纤维	1.6克	镁	24毫克
维生素A	52微克	铁	3.2毫克
胡萝卜素	310微克	锌	0.7毫克
维生素B$_1$	0.03毫克	硒	0.7微克
维生素B$_2$	0.11毫克	铜	0.08毫克
维生素C	31毫克	锰	0.42毫克
维生素E	0.74毫克		

◎ 可降糖的蔬菜

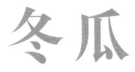

冬瓜

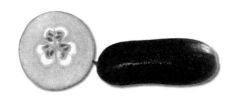

含有能抑制糖类转化为脂肪的丙醇二酸。

冬瓜俗名白瓜、水芝、地芝。这是一种名不副实的瓜，它产于夏季而非冬季，之所以被称为冬瓜，是因为它成熟时表皮上有一层白色的霜状粉末，就像冬天结的霜一样。它的肉质清凉，不含脂肪，碳水化合物含量少，故热值低，属于清淡性食物，是夏季极佳的消暑蔬菜。

◎ 降糖功效

冬瓜含有丙醇二酸，它是一种能抑制糖类转化为脂肪的化合物，可预防人体内的脂肪堆积，具有减肥、降脂的功效，尤其适合糖尿病、肾病、高血压、冠心病患者食用。

◎ 其他功效

冬瓜性寒，能养胃生津，清降胃火，

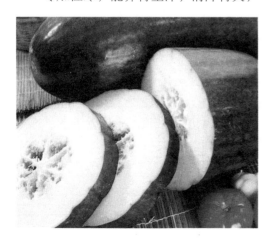

促使体内淀粉和糖类转化为热能，去除脂肪和水分，是肥胖者的理想蔬菜。

冬瓜子中含有脲酶、组胺酸等成分，也有葫芦巴碱，可有效地预防哮喘的发生。

夏天多食冬瓜能够解渴消暑、利尿，免生疔疮。冬瓜含有多种维生素和人体必需的微量元素，可调节代谢平衡，令肌肤洁白如玉，润泽光滑。

冬瓜属于高钾低钠食物，吃冬瓜能够利尿，从而有利于降低体重，降低血压。冬瓜不含脂肪，肥胖者常食冬瓜能够瘦身健体，经常食用冬瓜对高血压、肾炎水肿、动脉粥样硬化等有辅助治疗作用。

◎ 典籍记载

《神农本草经》：“令人悦泽好颜色，益气不饥，久服轻身耐老。”

《名医别录》：“主治小腹水胀，利小便，止渴。”

《日华于本草》：“除烦，治胸隔热，消热毒痈肿，退痒子。”

《本草备要》：“寒泻热，甘益脾，利二便、水肿，止消渴，散热毒、痈肿。”

《本草再新》：“除心火，泻脾火，利湿祛风，消肿止渴，解暑化热。”

◎营养师健康提示

冬瓜性偏寒，久病之人不能多吃，平素脾肾阳虚及久病滑泻的人不能吃。

◎选购

选购冬瓜时用手指甲掐一下，以皮较硬、肉质致密者为佳。市面上切开分售的冬瓜，以种子已成熟且变成黄褐色者为佳。市场上的冬瓜有青皮、黑皮和白皮三类，其中，黑皮冬瓜肉厚，肉质致密，食用品质最好。

◎适用量

糖尿病患者每日可进食500克冬瓜。

◎总热量

7千卡（每100克中可食用部分）。

冬瓜营养成分（每100克可食用部分）

名称	含量	名称	含量
碳水化合物	2.6克	脂肪	0.2克
蛋白质	0.4克	纤维素	0.7克
维生素A	13.0微克	维生素C	18.0毫克
维生素E	0.08毫克	胡萝卜素	80.0微克
硫胺素	0.01毫克	核黄素	0.01毫克
烟酸	0.3毫克	胆固醇	—
镁	8.0毫克	钙	19.0毫克
铁	0.2毫克	锌	0.07毫克
铜	0.07毫克	锰	0.03毫克
钾	78.0毫克	磷	12.0毫克
钠	1.8毫克	硒	0.22微克

此外，冬瓜中还含有葫芦巴碱和丙醇二酸等有机物。

◎ 可降糖的蔬菜

胡萝卜

富含维生素A，适合糖尿病合并视网膜疾病的患者食用。

胡萝卜又称金笋、丁香萝卜，汉朝时由中亚、北非一带传入我国，盖以其冠以"胡"字之来源。胡萝卜以黄、红色为多，白色少见，营养丰富，对人体具有多种补益功效，故有"小人参"之称。

◎ 降糖功效

萝卜含有丰富的维生素A，维生素A构成视网膜的感光物质——视色素，如果缺乏就会导致暗视力降低，而萝卜中含有丰富的维生素A，适合糖尿病合并视网膜疾病的患者食用。同时萝卜中含有糖化酶，它可以分解食物中的淀粉和脂肪，因此对于控制餐后血糖升高有一定的作用。

◎ 其他功效

胡萝卜味甘，性凉，有养血排毒、健脾和胃的功效，富含糖类、脂肪、挥发油、维生素A等营养成分。现代医学已经证

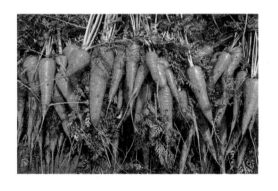

明，胡萝卜是一种有效的解毒食物，它不仅含有丰富的胡萝卜素，而且含有大量的维生素A和果胶，与体内的汞离子结合之后，能有效降低血液中汞离子的浓度，加速体内汞离子的排除。

胡萝卜所含有的大量胡萝卜素，可以促进机体的正常生长于繁殖，维持上皮组织，防治呼吸道感染，保持视力正常，可治疗夜盲症和眼干燥症。胡萝卜素可以清除导致人衰老的自由基。

胡萝卜含有琥珀酸钾，可防治血管硬化与高血压，妇女多食胡萝卜可以预防卵巢癌。胡萝卜中的琥珀酸钾盐是降低血压的有效成分，高血压患者饮用胡萝卜汁可以使血压迅速降低。胡萝卜含有较多的核黄素和叶酸，叶酸也具有抗菌作用。胡萝卜中的木质素也能够提高机体的抗癌免疫力，间接消灭癌细胞。

胡萝卜中的胡萝卜素与维生素A是溶脂性物质，可以溶解脂肪；胡萝卜中还有槲皮素、山奈酚等，能增加冠状动脉血流量，从而降低血压、血脂。富含的果酸胶钙与胆汁结合后可以从大便中排出，而要产生胆汁酸就要动用身体里的胆固醇，将

血液中的胆固醇水平降低。

胡萝卜中含有五种必需氨基酸，十几种酶以及钙、磷、铁、锰、钴等矿物元素和维生素，这些成分对于防止血脂升高、预防动脉粥样硬化很有好处。胡萝卜中含有槲皮素、山柰酚等，能够加速冠状动脉血流量，降低血脂、血压、强心。

◎营养师健康提示

胡萝卜素和维生素A是脂溶性物质，胡萝卜应用油炒熟或和肉类一起炖煮后再食用，以利吸收。不要过量食用。大量摄入胡萝卜素会令皮肤的色素产生变化，变成橙黄色。酒与胡萝卜同食，会造成大量胡萝卜素与酒精一同进入人体，而在肝脏中产生毒素，导致肝病。

◎选购

以体形圆直、表皮光华、色泽橙红、无须根的为佳。

◎适用量

每次100克。

◎总热量

43千卡（每100克中可食部分）。

胡萝卜营养成分（每100克可食用部分）

名称	含量	名称	含量
碳水化合物	8.8克	脂肪	0.2克
蛋白质	1.0克	纤维素	1.1克
维生素A	688.0微克	维生素C	13.0毫克
维生素E	0.41毫克	胡萝卜素	4130.0微克
硫胺素	0.04毫克	核黄素	0.03毫克
烟酸	0.6毫克	胆固醇	—
镁	14.0毫克	钙	32.0毫克
铁	1.0毫克	锌	0.23毫克
铜	0.08毫克	锰	0.24毫克
钾	190.0毫克	磷	27.0毫克
钠	71.4毫克	硒	0.63微克

◎ 可 降 糖 的 蔬 菜

花椰菜

含有改善糖尿病的糖耐量和帮助提高胰岛素敏感性的铬。

花椰菜别名花菜、菜花。双子叶植物纲，五桠果亚纲，白花菜目，十字花科。原产地中海沿岸，19世纪传入中国，栽培面不断扩大。今天，花椰菜不仅早已成为世界性蔬菜，而且也成为中国菜园里的一种主要蔬菜了。

◎ 降糖功效

白花椰菜中含有铬，而铬在改善糖尿病的糖耐量方面有很好的作用，糖尿病患者长期适量食用，可以补充缺乏的铬，改善糖耐量和血脂，对病症有很好的改善作用。

西兰花中富含高纤维，能有效降低肠胃对葡萄糖的吸收，进而降低血糖，有效控制糖尿病病情。同时，西兰花中也含有铬，铬能帮助糖尿病患者提高胰岛素的敏感性，起到控制病情的作用。

◎ 其他功效

白花椰菜不仅对肥胖、视力衰弱及水肿有一定的功效，还可以预防动脉硬化。

长期食用花椰菜还可以减少乳腺癌、直肠癌及胃癌的发病概率。

西兰花中含有一定量的类黄酮物质，对高血压、心脏病有调节和预防的功用。

常吃花椰菜能够爽喉、开音、润肺，增加肝脏解毒能力，防止感冒和坏血病的发生，还可以补充维生素K，加强血管壁的韧性。

花椰菜具有清热利尿的功效，还可保护眼睛、改善视力、强化骨骼和牙齿。

花椰菜所含的维生素C和胡萝卜素具有明显的抗氧化作用，可帮助人们清除自由基，维护体内氧化与抗氧化的动态平衡，使各组织细胞免遭氧自由基的伤害，起到防病保健、延缓衰老的功效。

◎ 营养师健康提示

花椰菜虽然营养丰富，但常有残留的农药，还容易生菜虫。所以在吃之前，可将其放在盐水里浸泡几分钟。吃的时候要多嚼几次，这样才更有利于营养的吸收。烹调花椰菜时应当高温快煮，以防止维生

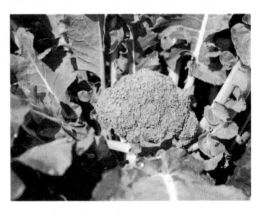

素C流失，起锅前再加盐，以减少水溶性营养物质随着汤汁流出。

◎**选购**

要选购花球大、紧实、色泽好、花茎脆嫩，花芽尚未开放的；而花芽黄化、花茎过老的，品质均不佳。

◎**适用量**

每次70克。

◎**总热量**

24千卡（每100克中可食用部分）。

花椰菜营养成分 （每100克可食用部分）

名称	含量	名称	含量
蛋白质	2.1克	胡萝卜素	30毫克
脂肪	0.2克	磷	47毫克
碳水化合物	4.6克	钾	200毫克
胆固醇	—	锌	0.38毫克
水分	94.2克	钙	23毫克
维生素A	5微克	钠	31.6毫克
膳食纤维	1.2克	镁	18毫克
维生素B$_1$	0.03毫克	铁	1.1毫克
维生素B$_2$	0.08毫克	铜	0.05毫克
维生素E	0.43毫克	硒	0.73微克
维生素PP（尼克酸）	0.6毫克	锰	0.17毫克
维生素C	61毫克		

◎ 可降糖的蔬菜

竹笋 4

纤维素含量高，可延缓肠道中食物的消化和葡萄糖的吸收。

竹笋又称毛笋、毛竹笋等，是禾本科多年生植物竹子的嫩茎，原产于东亚，我国食竹笋历史悠久，现在我国长江流域以及南方各地都有种植，是南方的一道普通家常菜。竹笋大致可以分为冬笋、春笋、鞭笋三类。冬笋为毛竹冬季生于地下的嫩茎，白色、质嫩、味美；鞭笋为毛竹夏季生长在泥土中的嫩杈头，状如马鞭，色白，质脆，味微苦而鲜。竹笋一年四季都有，唯有春笋、冬笋味道最佳。竹笋低脂肪、低糖、多膳食纤维。凉拌、煎炒或是熬汤均鲜嫩清香，自古被视为"菜中珍品"。清代文人李笠翁把竹笋誉为"蔬菜中第一品"，认为肥羊嫩猪也比不上它。

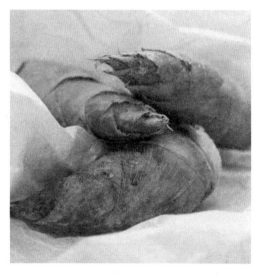

◎ 降糖功效

竹笋纤维素含量高，可延缓肠道中食物的消化和葡萄糖的吸收，有助于控制餐后血糖。

◎ 其他功效

竹笋性甘、寒，具有清热化痰、利水消肿、润肠通便等功用。据科学分析，它含糖、脂肪、蛋白质，还有胡萝卜素、维生素A、维生素B₁、维生素B₂、维生素C以及磷、铁、钙、镁等微量元素。在竹笋的蛋白质中，至少含有16～18种不同成分的氨基酸，特别是人体必需的赖氨酸、色氨酸、苏氨酸、丙氨酸等，都有一定的含量。

竹笋还有丰富的纤维素，可以促进肠子的蠕动、帮助消化、防止便秘，对浮肿、腹水、急性肾炎、喘咳、久泻、久痢和糖尿病等有一定疗效。

竹笋为低脂肪、低热量食物，多食无身体发胖的顾虑，更重要的是，竹笋食品对减肥、防癌起着重要的作用。在高脂类膳食越来越普遍的今天，竹笋食品能有效地防治高脂血症、高血压、冠心病、肥胖病、糖尿病、肠癌及痔疮等病症，而且竹笋由数层外壳所包，无农药残留，是名副其实的"自然健康食品"。

◎营养师健康提示

严重肾炎、尿道结石、胃痛出血、慢性肠炎、久泄滑脱者慎用。竹笋鲜嫩，不宜炒得过老，否则口感较差。

◎选购

一要看根部，根部的"痣"要红，"痣"红的笋鲜嫩。

二要看节，节与节之间距离越近，笋越嫩。

三要看壳，外壳色泽鲜黄或淡黄略带粉红、笋壳完整且饱满光洁的质量较好。

四要手感饱满，肉色洁白如玉。

◎适用量

每次25克。

◎总热量

84千卡（每100克中可食用部分）。

竹笋营养成分（每100克可食用部分）

名称	含量	名称	含量
脂肪	0.1克	蛋白质	4.1克
碳水化合物	4.4克	维生素A	5微克
维生素B$_1$	0.05毫克	维生素B$_2$	0.11毫克
维生素B$_6$	0.13毫克	维生素C	5毫克
维生素E	0.7毫克	维生素K	2微克
胡萝卜素	0.08毫克	叶酸	63微克
泛酸	0.63毫克	烟酸	0.4毫克
膳食纤维	2.8克	钙	22毫克
铁	2.4毫克	磷	36毫克
钾	587毫克	钠	6毫克
铜	0.15毫克	镁	8毫克
锌	0.43毫克	硒	0.6微克

◎ 可 降 糖 的 蔬 菜

圆白菜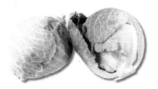

含有铬，对血糖、血脂有调节作用。

又名结球甘蓝、卷心菜、洋白菜、莲花白。我国各地都有栽培。口味清香，脆嫩，四季都能吃到，是主要的蔬菜品种之一。近年，西方一些国家的学者们发现，它在抗衰老和防止心脑血管疾病、癌症等方面显现了奇异功效。现在市场上还有一种紫色的圆白菜叫紫甘蓝，其营养功效基本上和圆白菜相同。

◎降糖功效

圆白菜中含有铬，对血糖、血脂有调节作用，是糖尿病患者和肥胖者的理想食物。

◎其他功效

圆白菜所含的硒，除有助于防治弱视外，还有助于增强人体内白细胞的杀菌力和抵抗重金属对机体的毒害。具有延缓衰老、抗氧化、提高免疫力、增进身体健康

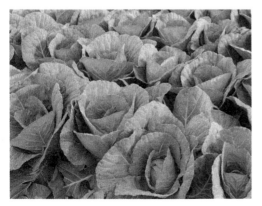

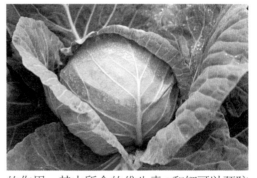

的作用。其中所含的维生素C和钾可以预防和治疗高血压；所含的其他维生素还具有保护黏膜细胞的作用，对胃炎和胃溃疡有一定的功效。圆白菜叶中所含的"异硫氰酸酯"的化学物质，具有防癌的作用。圆白菜含有丰富的维生素C、维生素E、胡萝卜素等，总的维生素含量比番茄多出3倍，因此，具有很强的抗氧化作用；圆白菜富含叶酸，怀孕妇女、贫血患者应该多吃；新鲜的圆白菜有杀菌、消炎的作用，对咽喉疼痛、外伤肿痛、蚊叮虫咬、胃痛牙痛之类都有效；圆白菜富含维生素，对溃疡有着很好的治疗作用，能加速溃疡的愈合，还能预防胃溃疡恶变导致更严重的疾病；圆白菜中含有丰富的吲哚类化合物，实验证明，"吲哚"具有抗癌作用，能保护人类免患肠癌。

◎营养师健康提示

患有甲状腺肿大者不能吃，因圆白菜中含有干扰甲状腺对碘的利用的物质。

◎选购

叶子的绿色带光泽，且颇具重量感的圆白菜才新鲜。

◎适用量

每次70克。

◎总热量

12千卡（每100克中可食用部分）。

圆白菜营养成分 （每100克可食用部分）

名称	含量	名称	含量
蛋白质	1.5克	胡萝卜素	70毫克
脂肪	0.2克	钙	49毫克
碳水化合物	4.6克	磷	26毫克
胆固醇	—	钾	124毫克
水分	93.2克	钠	27.2毫克
维生素A	12毫克	镁	12毫克
维生素B$_1$	0.03毫克	铁	0.6毫克
维生素B$_2$	0.03毫克	锌	0.25毫克
维生素PP（尼克酸）	0.4毫克	铜	0.04毫克
维生素C	40毫克	锰	0.18毫克
膳食纤维	1.0克		

◎ 可降糖的蔬菜

黄豆芽

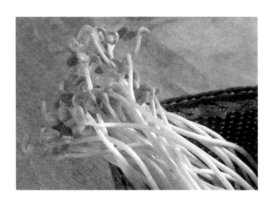

高纤维、低热量，有助于餐后血糖的控制。

为豆科植物黄大豆的种子经水浸泡后发出的嫩芽。战国时期就有豆芽，称为"黄卷"，传说当时主要作为药用。黄豆芽虽小得很不起眼，可它却能雅俗共赏。黄河流域春节家宴的十香菜，黄豆芽是主要用料。

◎降糖功效

黄豆芽热量低，富含纤维素，食用后能够帮助糖尿病患者控制餐后血糖上升。

◎其他功效

黄豆芽性味甘、温，入脾、大肠经。最近科研结果表明：黄豆在发芽过程中，黄豆中的胰蛋白酶抑制剂大部分被降解破坏。黄豆芽的蛋白质利用率较

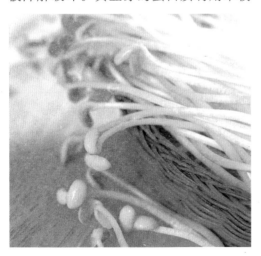

黄豆要提高10%左右，另外，在发芽过程中易引起腹胀的棉子糖、鼠李糖、水苏糖等寡糖急剧下降乃至全部消失，这就避免了吃黄豆后腹胀现象的发生。黄豆在发芽过程中，由于酶的作用，更多的钙、磷、铁、锌等矿物质元素被释放出来，这又增加了黄豆中矿物质的人体利用率。黄豆发芽后，除维生素C外，胡萝卜素可增加 1～2倍，维生素B_2增加2～4倍，尼克酸增加2倍多，叶酸成倍增加。黄豆生芽后天门冬氨酸急剧增加，所以人吃豆芽能减少体内乳酸堆积，消除疲劳。豆芽中还含有一种叫硝基磷酸酶的物质，这种物质能有效地抗癫痫和减少癫痫发作。近年发现豆芽中含有一种干扰素诱生剂，能诱生干扰素，增加体内

抗病毒、抗癌肿的能力。黄豆芽还具有利尿解毒之效。

◎营养师健康提示

黄豆芽性寒，慢性腹泻及脾胃虚寒者忌食。勿食无根豆芽，因无根豆芽在生长过程中喷洒了除草剂，而除草剂一般都有致癌、致畸、突变的作用。

◎选购

选取鲜豆芽以茎白而粗，不容易折断的为佳。

◎适用量

每次50克。

◎总热量

40千卡（每100克中可食用部分）。

黄豆芽营养成分 （每100克可食用部分）

名称	含量	名称	含量
蛋白质	4.5克	胡萝卜素	30毫克
脂肪	1.6克	钙	21毫克
碳水化合物	4.5克	磷	74毫克
胆固醇	—	钾	160毫克
水分	88.8克	钠	7.2毫克
维生素A	5毫克RE（视黄醇当量）	镁	21毫克
维生素B$_1$	0.04毫克	铁	0.9毫克
维生素B$_2$	0.07毫克	锌	0.54毫克
维生素PP（尼克酸）	0.6毫克	硒	0.96微克
维生素C	8毫克	铜	0.14毫克
膳食纤维	1.5克	锰	0.34毫克

◎ 可降糖的蔬菜

芦笋

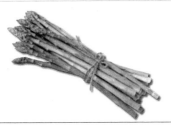

所含的香豆素、铬等成分有降低血糖的作用。

又名露笋、龙须菜。它有鲜美芳香的风味，纤维柔软可口，能增进食欲，帮助消化。在西方，芦笋被誉为"十大名菜"之一，是一种高档而名贵的蔬菜，营养学家和素食界人士均认同它是健康食品和全面的抗癌食品。

◎降糖功效

芦笋所含的香豆素等成分有降低血糖的作用，芦笋中的铬含量也很高，这

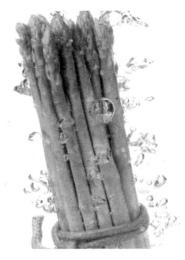

种微量元素能调节血液中的脂肪与糖分的浓度。

◎其他功效

中医认为，芦笋性味寒苦，具有清肝热、通便秘、排毒抗癌的功效，对热结便秘、肝火上炎的目赤肿痛等症均具有良好疗效。现代营养专家分析，芦笋含丰富的蛋白质、脂肪、碳水化合物、多种维生素、多种氨基酸，其含量比一般蔬菜高5倍以上，被誉为"蔬菜之王"。此外，芦笋还含有丰富的药用成分，如天门冬酰胺酶、多种甾体苷类化合物、芦丁、甘露聚糖、胆碱、叶酸等，在食疗保健中占有非常特殊的地位，对心脏病、高血压、心率

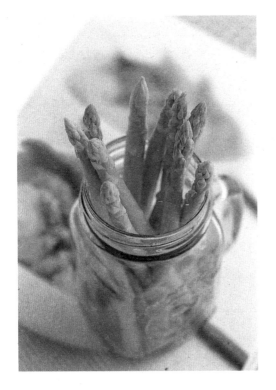

过速、疲劳症、水肿、膀胱炎、排尿困难等病症有一定的疗效。据报道，芦笋体内丰富的天门冬酰胺酶，对治疗白血病有良好的效果，而芦笋的粉末制剂可作为利尿剂。

◎营养师健康提示

芦笋鲜用，不能生吃。不能高温烹煮。有痛风的人不能多吃。治癌需每天食用。

◎选购

以形状正直、笋尖花苞紧密、没有损伤及腐臭味、表皮鲜亮不萎缩、细嫩粗大、基部未老化、以手折之即断的为佳。

◎适用量

每餐50克。

◎总热量

18千卡（每100克中可食用部分）。

芦笋营养成分 （每100克可食用部分）

名称	含量	名称	含量
蛋白质	1.4克	胡萝卜素	100毫克
脂肪	0.1克	钙	10毫克
碳水化合物	4.9克	磷	42毫克
胆固醇	—	钾	213毫克
水分	93克	钠	3.1毫克
维生素A	17毫克RE	镁	10毫克
维生素B_1	0.04毫克	铁	1.4毫克
维生素B_2	0.05毫克	锌	0.41毫克
维生素PP（尼克酸）	0.7毫克	硒	0.21微克
维生素C	45毫克	铜	0.07毫克
膳食纤维	1.9克	锰	0.17毫克

◎ 可降糖的蔬菜

南瓜子

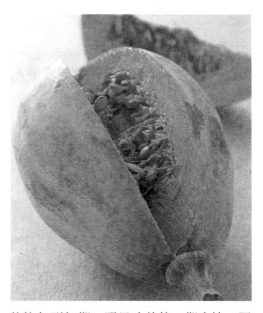

含有大量的锌，它有能参与胰岛素的合成与分泌等功能。

南瓜子又叫白瓜子，即晒干的南瓜子仁，为葫芦科植物南瓜的种子，生吃或者熟吃都可以。它所含的营养价值较高，尤其是泛酸和脂肪酸的含量丰富。

◎ 降糖功效

南瓜子中含有大量的锌，而锌参与胰岛素的合成与分泌，能稳定胰岛素的结构和功能。糖尿病患者适量食用南瓜子可以增加机体对胰岛素的敏感性，减轻或延缓糖尿病并发症的发生。

◎ 其他功效

南瓜子有很好的杀灭人体内寄生虫的作用，对血吸虫幼虫也具有很好的杀灭效果，可使虫数减少，对急性血吸虫患者产生的发热、食欲不振等症状有缓和作用，并使体温恢复正常，是血吸虫病患者理想的食疗食品。

医生认为，每天吃上50克左右的南瓜子，生熟均可，可较有效地防治前列腺疾病。这是由于前列腺分泌激素功能靠脂肪酸，而南瓜子就富含脂肪酸，可使前列腺保持良好功能。美国研究人员曾经发表的科研论文也指出："每天坚持吃一把南瓜子就可治疗前列腺肥大，并使第二期症状恢复到初期，明显改善第三期病情，因为南瓜子之中的活性成分可消除前列腺初期的肿胀，同时还有预防前列腺癌的作用。"因此，南瓜子也有"男性的矿物质"的称号。

南瓜子还含有丰富的烟酸，这种物质可以缓解静止性心绞痛，并有降压的功效。

南瓜子含有不饱和脂肪酸和磷脂，对长期从事紧张的脑力劳动的人有很好的补益作用，可使人精力充沛，工作和学习持久，对神经衰弱也有很好的疗效。

◎典籍记载

医学古籍《本草纲目》记载，西瓜子补中宜人，清肺润喉，和中止渴。南瓜子有防治体内寄生虫的作用。

◎营养师健康提示

湿热气滞者忌吃。一次不要吃得太多，因为曾有过食用南瓜子而导致头昏的报道。胃热病人宜少吃南瓜子，否则会感到胃腹胀闷。

◎选购

以子粒肥大、饱满厚实、干燥的为佳。

◎适用量

每次60~120克。

◎总热量

574千卡（每100克中可食用部分）。

南瓜子营养成分 （每100克可食用部分）

名称	含量	名称	含量
蛋白质	36克	胡萝卜素	－
脂肪	46.1克	钙	37毫克
碳水化合物	7.9克	磷	40毫克
胆固醇	－	钾	672毫克
膳食纤维	4.1克	钠	15.8毫克
维生素A	－	镁	376毫克
维生素B$_1$	0.08毫克	铁	6.5毫克
维生素B$_2$	0.16毫克	锌	7.12毫克
维生素PP（尼克酸）	3.3毫克	硒	1.44微克
维生素C	－	铜	1.44毫克
维生素E	－	锰	3.85毫克

◎ 可降糖的饮品、蛋类

豆浆

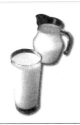

其原料黄豆能强化胰岛素功能，抑制血糖上升。

豆浆是我国人民喜爱的一种饮品，也是一种老少皆宜的营养食品，在欧美享有"植物奶"的美誉。豆浆含有丰富的植物蛋白和磷脂，还含有维生素B_1、维生素B_2和烟酸。此外，豆浆还含有铁、钙等矿物质，尤其是其所含的钙，虽不及豆腐，但比其他任何乳类都高，非常适合糖尿病患者饮用。

◎ 降糖功效

现代医学研究发现，豆浆对糖尿病的预防和治疗十分有效：①糖尿病是由于胰腺的胰岛素分泌不足引起的疾病，而豆浆的原料大豆中含有促进胰岛素分泌的成分。②糖尿病大多是由于不科学的饮食长期积累造成的，不当的饮食往往会影响人体对镁、磷、铜、锌、铬、钴、锗等元素的吸收，最终导致糖尿病的发生。最近国外有学者研究证实，豆品饮料具有降血糖作用，豆浆是糖尿病患者极其宝贵的食物，因为糖尿病患者摄取大豆等富含水溶性纤维的食物，均有助于控制血糖。

◎ 其他功效

①豆浆对诱发糖尿病的肥胖症有预防作用。肥胖的人必须注意控制食量，但硬限制食量会使人经常有饥饿的感觉，豆浆是低热量而有营养的食物，空腹饮用豆浆对减少食量和有效地限制饮食有较好的效果。②可预防糖尿病同动脉硬化并发。豆浆所含的脂肪对动脉硬化有预防作用，不饱和脂肪酸有减少血液中胆固醇之功能。豆浆中的不饱和脂肪酸的含量比牛奶还要高。人们在日常饮食中应尽量多食用一些豆浆或豆制品，可有效预防糖尿病同动脉硬化并发。③常饮豆浆可维持正常的营养平衡，全面调节内分泌系统，降低血压、血脂，减轻心血管负担，增加心脏活力，

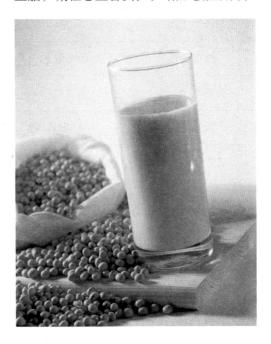

153

优化血液循环，保护心血管，并有平补肝肾、抗癌、增强免疫力等功效，所以有科学家称豆浆为"心血管保健液"。

◎营养师健康提示

豆浆一定要煮沸煮透后加糖才能饮用，否则会发生恶心、呕吐等中毒症状。

◎选购

选颜色乳白、浓香的。

◎适用量

每天约250毫升。

◎总热量

21千卡（每100克中可食用部分）。

豆浆营养成分 （每100克可食用部分）

名称	含量	名称	含量
脂肪	1克	烟酸	0.1毫克
蛋白质	2.5克	膳食纤维	0.1克
碳水化合物	0.4克	钙	19毫克
维生素A	15微克	铁	0.4毫克
维生素B_1	0.03毫克	磷	32毫克
维生素B_2	—	钾	110毫克
维生素B_6	0.06毫克	钠	1.2毫克
维生素C	—	铜	0.07毫克
维生素D	0.8微克	镁	9毫克
叶酸	28微克	锌	0.16毫克
泛酸	0.28毫克	硒	0.14微克

◎ 可降糖的饮品、蛋类

牛奶

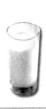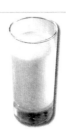

有助于补充体内钙的流失，减轻由于缺钙引起机体的恶性循环。

牛奶的蛋白质中含有8种人体必需的氨基酸，适宜于构成肌肉组织和促进健康发育，对正处在生长发育阶段的儿童、青少年及脑力劳动者极为重要。

◎ 降糖功效

乳类中的碳水化合物主要是乳糖和半乳糖，有促进钙吸收的作用，这对于糖尿病病人是非常重要的。

乳类是动物性食物食品中唯一的成碱性食物，对糖尿病患者是一个非常好的选择。糖尿病病人由于代谢紊乱，体内可产生一些酸性物质，而牛奶是成碱性食物，所以具有使体液保持酸碱平衡的作用。营养师经常提醒糖尿病患者注意摄入一定量的碱性食物，牛奶就是其中的一种。

美英医学专家研究发现，糖尿病患者

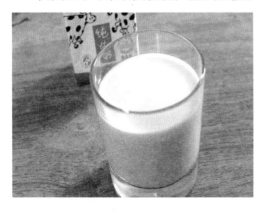

经常饮用牛奶，有助于疾病的治疗。高血糖、尿糖和渗透性利尿，会使病人体内大量钙质从尿中排出，从而导致血钙降低，而低血钙又会促使甲状旁腺发生继发性功能亢进，进而导致血钙降低。血钙降低的同时又抑制了钙离子对胰岛 β 细胞的刺激作用，从而使胰岛素分泌减少，这样形成恶性循环，进一步加重病情。

牛奶含钙丰富，且钙磷比例适宜，还含有一定量的维生素D和乳糖，这些都是有利于钙的吸收的因素。所以，糖尿病患者饮用牛奶，不仅不会加重病情，相反，还有助于补充体内钙的流失，减轻由于缺钙引起机体的恶性循环，同时为患者提供优质蛋白质。

◎ 其他功效

牛奶性微寒，味甘，无毒，有补虚、益肺胃、生津润肠之功用。对虚弱劳损、反胃噎嗝、消渴、便秘有一定的食疗效果。

牛奶中的脂肪称为乳脂，乳脂是高度乳化的脂肪，有利于消化。牛奶中最主要的成分是蛋白质，它含有人体必需的全部氨基酸。牛奶中的糖类大部分为乳糖，含有少量葡萄糖、半乳糖及其他糖类。乳糖对肠道中的乳酸菌生长有利，乳酸菌产生乳酸使肠道pH下降，抑制腐败菌的生长，有利于钙和磷在小肠的吸收及肠道微生物合成B族维生素。

牛奶对人体具有镇静安神作用，睡前喝一杯牛奶可促进睡眠。

◎营养师健康提示

不可空腹喝牛奶，喝牛奶前最好吃点东西或边吃食物边饮用，以降低乳糖的浓度，利于营养成分的吸收；避免与茶水同饮，乳糖中含有丰富的钙离子，茶叶中含有丰富的鞣酸会阻碍钙离子的吸收；冲调奶粉的水温宜控制在40~50℃，温度过高会破坏牛奶中的奶蛋白等营养物质。

◎选购

选购牛奶产品时，最好选择品牌知名度高且标志说明完整、详细的产品，注意不要与其他饮品混淆，特别要注意是否有QS标志、生产日期和保质期。

◎适用量

每日250~500毫升。

◎总热量

54千卡（每100克中可食用部分）。

牛奶营养成分 （每100克可食用部分）

名称	含量	名称	含量
脂肪	3.2克	锌	0.42毫克
蛋白质	3克	钾	109毫克
胆固醇	151毫克	铜	0.02毫克
维生素D	240微克	锰	0.03毫克
维生素C	1毫克	磷	73毫克
膳食纤维	–	铁	0.3毫克
胡萝卜素	–	镁	11毫克
维生素B$_1$	0.04毫克	钠	37.2毫克
维生素B$_2$	0.07毫克	硒	1.94毫克
钙	104毫克		

◎ 可降糖的饮品、蛋类

鸡蛋

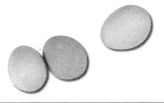

所含卵磷脂是一种很强的乳化剂，能使血液中的脂肪变少。

鸡蛋为雉科动物鸡的卵，又名为鸡子、鸡卵。有多种烹饪方法，以煮、蒸较利于消化吸收。其营养极为丰富。

◎降糖功效

鸡蛋营养丰富，其优质蛋白是糖尿病患者每天必需的营养素。蛋黄中除含胆固醇外，卵磷脂含量也很丰富。卵磷脂是一种很强的乳化剂，能使胆固醇和脂肪颗粒变小，并保持悬浮状态，有利于脂类透过血管壁，为组织所利用，从而使血液中的胆固醇减少，但是蛋类毕竟含有较高的能量，而且主要在蛋黄中，因此也不宜多吃。另外，鸡蛋中含有丰富的钙质对糖尿

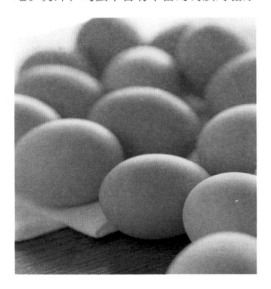

病患者也是非常重要的。

◎其他功效

鸡蛋具滋阴、润燥、养血、安胎、健脑、保护黏膜的作用，可用于治疗食物及药物中毒、咽喉肿痛、失音、慢性中耳炎等疾病。蛋黄味甘，性平，有祛热、温胃、镇静、消炎等功效。

现代医学研究认为，鸡蛋是营养丰富的食品，含有蛋白质、脂肪、卵黄素、卵磷脂、维生素和铁、钙、钾等人体所需的矿物质。突出特点是，鸡蛋含有最优质的蛋白质。鸡蛋中含有较多的维生素B_2，还可以分解和氧化人体内的致癌物质，鸡蛋中的微量元素也都具有防癌的作用。鸡蛋中的蛋白质对肝脏组织损伤有修复作用，蛋黄中的卵磷脂可促进肝细胞的再生。

鸡蛋含有人体需要的几乎所有的营养物质，故被人们称作"理想的营养库"，营养学家称之为"完全蛋白质模式"。

◎典籍记载

《本草经疏》载："鸡子，味甘，气平无毒。凡痈疽皆火热为病，鸡子之甘，能缓火之标，平即兼凉，能除热，故主痈疽及火疮，并治伤寒少阴咽痛。"

◎营养师健康提示

在煎、炒、烹、炸、煮、蒸等各种食法中，以煮、蒸较好，这样鸡蛋中的营养物质容易消化吸收。要注意鸡蛋宜嫩不宜老。煮嫩鸡蛋，其营养成分可百分百地被人体吸收，而炒鸡蛋的消化吸收率仅为50%～70%。

患高热、腹泻、肝炎、肾炎、胆囊炎、胆石症之人忌食。

◎选购

要挑选皮薄、新鲜的鸡蛋。用手摇晃时有响声的鸡蛋，一般是已变质的鸡蛋。

◎适用量

每日进食1个。

◎总热量

100千卡（每100克中可食用部分）。

鸡蛋营养成分 （每100克可食用部分）

名称	含量	名称	含量
脂肪	9.1克	膳食纤维	－
蛋白质	12.9克	叶酸	36微克
胆固醇	1毫克	胡萝卜素	－
碳水化合物	1200毫克	锌	1.01毫克
维生素A	154微克	钙	30毫克
维生素D	3微克	钾	60毫克
维生素B_1	0.16毫克	铜	0.07毫克
维生素B_2	0.17毫克	磷	109毫克
维生素B_{12}	0.9毫克	铁	1.2毫克
维生素B_6	0.07毫克	镁	11毫克
维生素E	2.29毫克	钠	196.4毫克
维生素K	12微克	硒	15毫克
生物素	13微克		

◎ 可降糖的菌类、中药

银耳

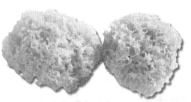

含有较多的银耳多糖，它对胰岛素降糖活性有明显影响。

银耳，又称白木耳，是一种生长于枯木上的胶质真菌，因其色白如银，故名银耳。由于银耳所含的营养全面，且有一定的药用价值，历来与人参、鹿茸同具显赫声誉，被人们称为"山珍""菌中明珠"。

◎降糖功效

银耳热能较低，又含有丰富的食物纤维，糖尿病患者食之有延缓血糖上升的作用。近年来有研究报道，银耳中含有较多的银耳多糖，它对胰岛素降糖活性有明显影响。在动物实验中发现，银耳多糖可将胰岛素在动物体内的作用时间从3～4小时延长至8～12小时。因此，对糖尿病患者控制血糖有利。

◎其他功效

银耳具有强精、补肾、润肠、益

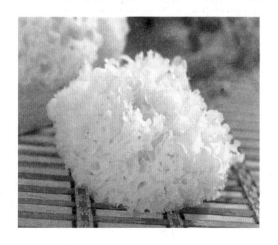

胃、补气、和血、强心、壮身、补脑、提神、美容、嫩肤、延年益寿之功效，用于治肺热咳嗽、肺燥干咳、妇女月经不调、胃炎、大便秘结等病症。它能提高肝脏解毒能力，保护肝脏功能。它不但能增强机体抗肿瘤的免疫能力，还能增强肿瘤患者对放疗、化疗的耐受力。它也是一味滋补良药，特点是滋润而不腻滞，具有补脾开胃、益气清肠、安眠健胃、补脑、养阴清热、润燥之功，对阴虚火旺不受参茸等温热滋补的病人是一种良好的补品。银耳还富含天然特性胶质，加上它的滋阴作用，长期服用可以润肤，并有祛除脸部黄褐斑、雀斑的功效。银耳也是富含膳食纤维的减肥食品，它的膳食纤维可助胃肠蠕动，减少脂肪吸收。

◎营养师健康提示

银耳为补品，药力平缓，故只宜用于轻症缓症或亚健康者的日常保健，若遇重症急症当需配伍其他药或作为治疗辅助品。

◎选购

选嫩白晶莹、略带乳黄的。

◎适用量

每次约25克。

◎总热量

21千卡（每100克中可食用部分）。

银耳营养成分 （每100克可食用部分）

名称	含量	名称	含量
脂肪	1.7克	叶酸	76微克
蛋白质	10克	泛酸	1.37毫克
碳水化合物	36.2克	烟酸	5.3毫克
维生素A	18微克	膳食纤维	33.7克
维生素B_1	0.05毫克	钙	62毫克
维生素B_2	0.17 毫克	铁	2.6毫克
维生素B_6	0.1毫克	磷	369毫克
维生素B_{12}	2.6微克	钾	987毫克
维生素C	2毫克	钠	78.6毫克
维生素D	970微克	铜	0.08毫克
维生素E	1.26毫克	镁	54毫克
维生素P	—	锌	4.11毫克
维生素K	—	硒	2.95微克
胡萝卜素	0.11毫克		

◎ 可降糖的菌类、中药

黑木耳

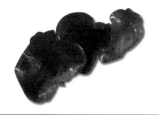

可抑制血小板凝聚，降低血液中胆固醇和糖的含量。

黑木耳，是木耳的一种。因其生长在朽木上，形似人的耳朵，色黑或褐黑，故名黑木耳，又名木菌、树鸡。

黑木耳营养价值较高，味道鲜美，蛋白质含量甚高，被称为"素中之荤"，是一种营养颇丰的食品，既可作菜肴甜食，还可防治糖尿病，可谓药食兼优。

◎ 降糖功效

黑木耳营养丰富，除含有大量蛋白质、糖类、钙、铁、钾、钠、少量脂肪、粗纤维、维生素B_1、维生素B_2、维生素C、胡萝卜素等人体所必需的营养成分外，还含有

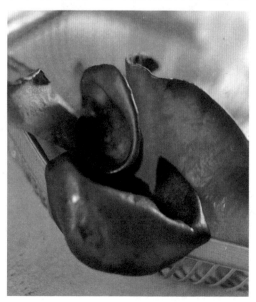

卵磷脂、脑磷脂、鞘磷脂及麦角甾醇等，是糖尿病患者的食疗佳品。纤维素促进肠蠕动，促进脂肪排泄，有利于降血糖、血脂。美国科学家研究发现，常吃黑木耳可抑制血小板凝聚，降低血液中胆固醇和糖的含量，对冠心病、动脉血管硬化、心脑血管病所导致的糖尿病颇为有益，并有一定的抗癌作用。黑木耳中的胶质，还可将残留在人体消化系统内的灰尘杂质吸附聚集，排出体外，起清涤肠胃作用。

◎ 其他功效

黑木耳中所含的蛋白质、脂肪、糖类，不仅是人体必需的营养成分，也是美容的物质基础。其胡萝卜素进入人体后，转变成维生素A，有润泽皮肤毛发的作用。卵磷脂在体内可使体内脂肪呈液质状态，有利于脂肪在体内完全消耗，带动体内脂肪运动，使脂肪分布合理，形体匀称。将黑木耳焙焦研成细末，加水或牛奶调成糊状，敷脸面，10 ～ 15分钟后用温水洗净，可营养皮肤，保持皮肤光洁柔滑，减少皱纹，消退斑点。

◎ 营养师健康提示

黑木耳是一种营养丰富的健康食品，它药效平缓，适宜长期适量食用。同时要注

意黑木耳较难消化，并有一定的滑肠作用，故脾虚消化不良或大便稀烂者忌用；对本品及与其相类似真菌过敏者均忌服。

◎选购

选用色泽黑褐、质地柔软的。

◎适用量

每次约15克。

◎总热量

205千卡≈858千焦（每100克中可食用部分）。

黑木耳营养成分 （每100克可食用部分）

名称	含量	名称	含量
脂肪	1.2克	叶酸	87微克
蛋白质	12.4克	泛酸	1.14毫克
碳水化合物	36.2克	烟酸	2.5毫克
维生素A	17微克	膳食纤维	33.4克
维生素B$_1$	0.17毫克	钙	295毫克
维生素B$_2$	0.44毫克	铁	11.9毫克
维生素B$_6$	0.1毫克	磷	292毫克
维生素B$_{12}$	4微克	钾	773毫克
维生素C	5毫克	钠	7.1毫克
维生素D	440微克	铜	0.32毫克
维生素E	11.34毫克	镁	152毫克
维生素P	－	锌	1.66毫克
维生素K	320微克	硒	3.72微克
胡萝卜素	0.1毫克		

◎ 可降糖的菌类、中药

香菇

含有丰富的维生素C，能降低胆固醇、增加血管弹性等。

香菇，又名香蕈、冬菇、花菇，为侧耳科植物香蕈的子实体。香菇是我国传统的著名食用菌，营养丰富，味道鲜美，不但位列草菇、平菇、白蘑菇之上，而且素有"植物皇后"的美誉。

◎ 降糖功效

香菇中含有丰富的维生素C，能够起到降低胆固醇、增加血管弹性、提高抵抗力的作用，对于预防糖尿病合并高脂血症和感染有一定的预防作用。

◎ 其他功效

提高免疫力，抗癌：香菇中含有一种"B葡萄糖苷酶"，能提高机体抑制癌瘤的能力，加强抗癌作用且无不良反应，因而被人们誉为"抗癌新兵"。香菇所含的干

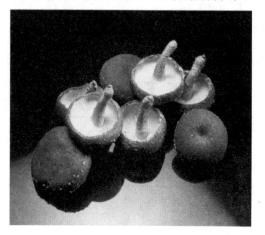

扰素能干扰病毒的蛋白质合成，使病毒不能繁殖，从而使人体产生免疫力。

降低胆固醇：香菇含有维生素C，能起到降低胆固醇、降血压的作用。香菇中的天门冬素和天门冬氨酸，具有降低血脂、维护血管的功能，加上它含有丰富的食物纤维，经常食用能降低血液中的胆固醇，防止血管硬化，对防治脑溢血及心脏病、肥胖症、糖尿病等老年病都有效。

另外，香菇中精氨酸和赖氨酸的含量丰富，有很好的增智健脑的作用。香菇还有调节人体新陈代谢、帮助消化、预防肝硬变、消除胆结石、防治佝偻病等功效。香菇含丰富的膳食纤维，对于预防和治疗肥胖也有一定的作用。

◎ 营养师健康提示

发好的香菇要放在冰箱里冷藏才不会损失营养。泡发香菇的水不要丢弃，很多营养物质都溶在水中。长得特别大的鲜香菇不要吃，因为它们多是用激素催肥的，大量食用可对机体造成不良影响。

香菇之忌：

香菇+鹌鹑肉、鹌鹑蛋=面部易长黑斑。

香菇+河蟹=易引起结石症状。香菇含

有维生素D，河蟹也富含维生素D，两者一起食用，会使人体中的维生素D含量过高，造成钙质增加，长期食用易引起结石症状。

香菇+番茄=破坏类胡萝卜素，降低营养价值。香菇含有丰富的生物化学物质，与含有类胡萝卜素的番茄同食，会破坏番茄所含的类胡萝卜素，使营养价值降低。

◎选购

以体圆齐正、菌伞肥厚、盖面平滑、质干不碎者为佳。优质的香菇手捏菌柄有坚硬感，放开后菌伞随即膨松如故，色泽黄褐，菌伞下面的褶裥要紧密细白，菌柄要短而粗壮，远闻有香气，无焦片、雨淋片、霉蛀和碎屑等。

◎适用量

每次吃4～8朵。

◎总热量

19千卡（每100克中可食用部分）。

香菇营养成分 （每100克可食用部分）

名称	含量	名称	含量
脂肪	0.3克	钙	2毫克
蛋白质	2.2克	磷	53毫克
碳水化合物	5.2克	钾	20毫克
膳食纤维	3.3克	钠	1.4毫克
维生素B$_2$	0.08毫克	镁	11毫克
维生素C	1毫克	锌	0.66毫克
维生素D	440微克	硒	2.58微克
维生素E	11.34毫克	铜	0.12毫克
维生素P	-	锰	0.25毫克
维生素K	320微克	硒	2.58微克
胡萝卜素	0.1毫克		

◎ 可降糖的菌类、中药

山药

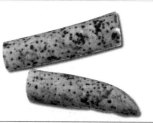

水溶性膳食纤维能减缓血糖上升，淀粉酶可促进糖类的分解。

山药又叫薯芋、薯药、延章、玉延等。我国食用山药已有3000多年的历史，自古以来，它就被誉为补虚佳品，备受称赞。据《本草纲目》记载，山药性平、味甘、无毒，有益肾气、强筋骨、健脾胃、止泄痢、化痰涎、润皮毛、治泄精健忘等功效，是一种上等的保健食品及中药材料，在东南亚一带自古被广泛地作为医疗食补之材。

◎ **降糖功效**

据资料介绍，山药经实验研究表明有降血糖作用。有些实践经验丰富的老中医会让病人常吃山药，中药古方治消渴也往往辨证地加入山药，这都说明糖尿病患者常吃山药有益。山药治糖尿病多用配方，不宜单用，而其用量为9～18克。山药是食物薯类，要常吃、少吃。当食不当药，食疗更有效。

◎ **其他功效**

山药营养丰富，含有蛋白质、碳水化合物、胡萝卜素、维生素B$_1$、维生素B$_2$、尼克酸、维生素C、钙、磷、铁、镁、钾、钠、黏液质、多酚氧化酶、胆碱、植酸等成分，是一种性质平和的滋补脾、肺、肾的食物。中医书籍讲："山药健脾、补肺、固肾、益精。治脾虚、泄泻，疗消渴、遗精带下、小便频数。"消渴症包括现代的糖尿病。据现代药学分析，山药含有丰富的淀粉、蛋白质、矿物质和多种维生素（如维生素B$_1$、维生素B$_2$、烟酸、抗坏血酸、胡萝卜素）等营养物质，还含有大量纤维素以及胆碱、黏液质等成分。

山药最大的特点是能够供给人体大量的黏液蛋白。这是一种多糖蛋白质，对人体有特殊的保健作用，能预防心血管系统的脂肪沉积，保持血管的弹性，防止动脉粥样硬化过早发生，减少皮下脂肪沉积，避免出现肥胖症所引起的糖尿病。

◎ **营养师健康提示**

山药黏腻之性较强，肠胃不好的人要少吃。

◎ **选购**

选用外皮光亮、内洁白的。

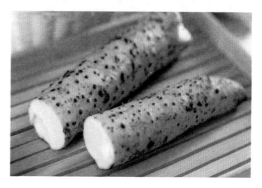

◎适用量

每餐约85克。

◎总热量

64千卡（每100克可食用部分）。

山药营养成分 （每100克可食用部分）

名称	含量	名称	含量
脂肪	–	叶酸	8微克
蛋白质	1.5克	泛酸	0.4毫克
碳水化合物	14.4克	烟酸	0.61毫克
维生素A	3微克	膳食纤维	0.8克
维生素B_1	0.08毫克	钙	14毫克
维生素B_2	0.02毫克	铁	0.3毫克
维生素B_6	0.06毫克	磷	42毫克
维生素B_{12}	–	钾	452毫克
维生素C	6毫克	钠	18.6毫克
维生素D	–	铜	0.24毫克
维生素E	0.2毫克	镁	20毫克
维生素P	–	锌	0.27毫克
维生素K	–	硒	0.55微克
胡萝卜素	0.02毫克		

◎ 可降糖的菌类、中药

枸杞子

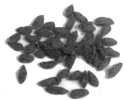

所含枸杞多糖能使血液循环阻力降低。

枸杞子也叫枸杞果，产于天津、河南、河北、山西、宁夏等地。枸杞子为茄科植物枸杞的成熟果实。初秋果实呈橙红色时采收，晾至皮皱后，再晒至外皮干硬、果肉柔软，生用。

◎降糖功效

患了糖尿病后，心血管病进展加快，引起胸闷和心绞痛、心脏功能下降、高血压等等，病情加重时，易发生脑梗死、心机梗死、下肢坏疽等，严重威胁病人的生命和正常的生活。枸杞多糖能有效清除血管内壁的沉积物，使血液循环阻力降低，恢复血管正常的弹性，使胸闷和心绞痛、心脏功能下降、高血压等症状随着血液循环恢复正常而自然得到恢复，从而达到治疗糖尿病的作用。

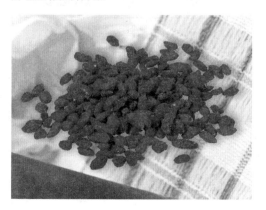

◎其他功效

枸杞子味甘、性平，具有滋阴补血、益精明目等作用。中医常用于治疗因肝肾阴虚或精血不足而引起的头昏目眩、腰膝酸软、阳痿早泄、遗精、白带过多及糖尿病等症。

现代医学研究证明，枸杞子内含枯可胺A、甜菜碱及多种维生素、氨基酸等。这些物质具有降低血压、降低胆固醇、软化血管、降低血糖、保护肝脏、提高人体免疫功能等作用。

枸杞子还含酸浆红素、多种氨基酸、烟酸、钙、磷、铁，以及维生素B_1、维生素B_2、维生素C等。可以滋补肝肾，治疗血虚劳损、头晕乏力、耳鸣健忘、腰膝酸软；还可益精明目，治疗肝肾精血不足所致的眼目昏花、视物不清。

◎典籍记载

《本草纲目》："枸杞，补肾生精，养肝，明目，坚精骨，去疲劳，易颜色，变白，明目安神，令人长寿。"

《药性论》："能补益精诸不足，易颜色，变白，明目，安神。"

《食疗本草》："坚筋耐老，除风，

补益筋骨，能益入，去虚劳。"

《本草述》："治中风眩晕，虚劳，诸见血证，咳嗽血，痿、厥、挛，消瘅，伤燥，遗精，赤白浊，脚气，鹤膝风。"

◎营养师健康提示

肝火旺盛者不宜食用。

◎选购

选用粒大、饱满的。

◎适用量

每天约5克。

◎总热量

64千卡（每100克中可食用部分）。

枸杞子营养成分 （每100克可食用部分）

名称	含量	名称	含量
脂肪	1.1克	叶酸	150微克
蛋白质	5.6克	泛酸	0.22毫克
碳水化合物	2.9克	烟酸	1.3毫克
维生素A	87.8微克	膳食纤维	1.6克
维生素B_1	0.08毫克	钙	36毫克
维生素B_2	0.32毫克	铁	2.4毫克
维生素B_6	0.25毫克	磷	32毫克
维生素B_{12}	－	钾	170毫克
维生素C	58毫克	钠	29.8毫克
维生素D	－	铜	0.21毫克
维生素E	2.99毫克	镁	74毫克
维生素P	－	锌	0.21毫克
维生素K	－	硒	0.35微克
胡萝卜素	－		

◎ 可降糖的菌类、中药

莲子

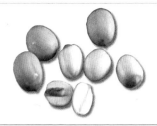

既能补，又能固，对糖尿病的多尿症状有一定的疗效。

莲子又名藕实、莲蓬子，为睡莲科多年生水生植物莲的成熟种仁。秋季种子成熟时，割下莲房，取出坚果，以机械去硬壳，去除种子，晒干。经霜老熟或收集坠入水中、沉入泥河的带有灰黑色果壳的种子，称石莲子。

◎降糖功效

莲子既能补，又能固，具有补益脾胃、止泻、养心安神、补肾固涩等功效，对糖尿病的多尿症状有一定的疗效。

◎其他功效

中医认为，莲子有益心补肾、健脾止泻、固精安神的作用。莲子中的钙、磷和钾含量非常丰富，除可以构成骨骼和牙齿的成分外，还有促进凝血、使某些酶活化、维持神经传导性、镇静神经、维持肌肉的伸缩性和心跳的节律等作用。丰富的磷还是细胞核蛋白的主要组成部分，帮助机体进行蛋白质、脂肪、糖类代谢，并维持酸碱平衡，对精子的形成也有重要的作用。莲子有养心安神的功效，中老年人特别是脑力劳动者经常食用，可以健脑、增强记忆力、提高工作效率，并能预防老年痴呆的发生。莲子心味道极苦，却有显著的强心作用，能扩张外周血管、降低血压。莲心还有很好的去心火的功效，可以治疗口舌生疮，并有助于睡眠。

◎典籍记载

《本经》："主补中、养神、益气力。"

《本草拾遗》："令发黑，不老。"

《食医心镜》："止渴，去热。"

《日华子本草》："益气，止渴，助心，止痢。治腰痛，泄精。"

《本草纲目》："莲之味甘，气温而性涩，禀清芳之气，得稼穑之味，乃脾之果也。土为元气之母，母气既和，津液相成，神乃自生，久视耐老，此其极與也。昔人治心肾不交，劳伤白浊，

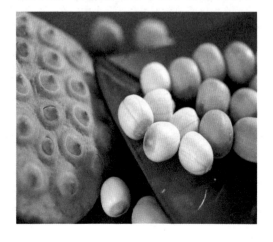

有清心莲子饮；补心肾，益精血，有瑞莲丸，皆得此理。"

◎营养师健康提示

变黄发霉的莲子不要食用。莲心味苦，研末后吞食较好。莲子是滋补之品，便秘和脘腹胀闷者不能吃。外感初起表证及大便干结、疟疾、疳积等症患者忌用。

◎选购

在选购时，以个大、均匀、饱满、色泽白皙为好。

◎适用量

莲子每次50克，莲心每次3克。

◎总热量

84千卡（每100克中可食用部分）。

莲子营养成分（每100克可食用部分）

名称	含量	名称	含量
蛋白质	17.2克	膳食纤维	3克
碳水化合物	67.2克	钙	97毫克
脂肪	2克	磷	550毫克
水分	9.5克	钾	846毫克
维生素A	−	钠	5.1毫克
维生素B_1	0.16毫克	镁	242毫克
维生素B_2	0.08毫克	铁	3.6毫克
维生素PP（尼克酸）	4.2毫克	锌	2.78毫克
维生素C	5毫克	铜	1.33毫克
胡萝卜素	−	锰	8.23毫克
维生素E	2.71毫克	硫胺素	0.16毫克
核黄素	0.08毫克	烟酸	4.2毫克
硒	3.36微克		

◎ 可降糖的菌类、中药

玉竹

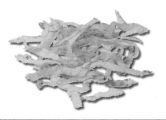

能增加胰岛素的敏感性，消除胰岛素抵抗等。

又名葳蕤，为百合植物玉竹的干燥根茎，多年生草本植物。秋季采挖，除去须根，洗净，晒至柔软后，反复揉搓、晾晒至无硬心，晒干。属滋阴养气补血之品，古人称玉竹平补而润，兼有除风热之功，故能驻颜润肤、祛病延年。

◎ 降糖功效

玉竹能增加胰岛素的敏感性，消除胰岛素抵抗，修复胰岛素组织，平衡胰岛功能，改善糖尿病患者的症状。

◎ 其他功效

玉竹性微寒、味甘，有养阴润燥、生津止咳功效。对胃热的烦渴、肺热的燥咳、虚劳发热、消谷易肌、小便频数、心力衰竭都有功效。现代医学研究发现玉竹的营养成分十分丰富，鲜品中含胡萝卜素、维生素B$_2$、维生素C，还含有多种营养元素；干玉竹中含钙、镁、磷、钠、铁、锰、锌、铜。

◎ 营养师健康提示

痰湿脾胃气滞不能食用，脾胃虚弱拉肚子时少吃。

◎ 选购

选取条大、肉质肥厚、表面颜色为黄白、有光泽、柔润的为佳。

◎ 适用量

每次6～15克。

玉竹营养成分 （每100克可食用部分）

名称	含量	名称	含量
胡萝卜素	5.4毫克	钠	30毫克
维生素B$_2$	0.4毫克	铁	9.9毫克
维生素C	230毫克	锰	8.4毫克
钙	600毫克	锌	3.5毫克
镁	256毫克	铜	0.6毫克
磷	389毫克		

◎ 可 降 糖 的 调 味 料

生姜

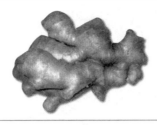

有助于预防糖尿病心血管系统并发症。

生姜，其味辛辣，其色枯黄，其形圆钝如山，虽其貌不扬，但却有着极为丰富的营养价值和保健功效，儒圣孔子曾说，"虽三月不知肉味，而不舍生姜"。

◎降糖功效

研究发现，生姜里含有一种特殊物质，其化学结构与阿司匹林里的水杨酸接近。提取这种物质，经稀释制成血液稀释剂，可防止血栓产生，可有效地预防心肌梗死及降低血压。因此，糖尿病患者如果坚持每日摄取少量的生姜，则会防止糖尿病血管硬化的形成，对于糖尿病心血管系统并发症的预防有着良好的作用。

◎其他功效

按中医理论，生姜是助阳之品，自古以来中医素有"男子不可百日无姜"之语。宋代诗人苏轼在《东坡杂记》中记述

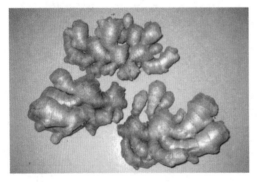

杭州钱塘净慈寺80多岁的老和尚，面色童相，"自言服生姜40年，故不老云"。传说白娘子盗仙草救许仙，此仙草就是生姜芽。生姜还有个别名叫"还魂草"，而姜汤也叫"还魂汤"。

姜含有挥发性姜油酮和姜油酚，具有活血、祛寒、除湿、发汗等功能，此外还有健胃止呕、辟腥臭、消水肿之功效。故医家和民谚称"家备小姜，小病不慌"，还有"冬吃萝卜夏吃姜，不劳医生开药方"的说法。

姜的营养成分和葱、蒜相似，同样含有蛋白质、糖类、维生素等物质，并含有植物抗菌素，其杀菌作用不亚于葱和蒜。生姜还含有较多的挥发油，可以抑制人体对胆固醇的吸收，防止肝脏和血清胆固醇的蓄积。用生姜、红糖熬制的姜汤可活血驱寒、防治感冒，自古就是风寒感冒的食疗良药。外出旅游，出发前口嚼生姜服下或贴一片在肚脐上，也可以放在鼻旁嗅闻，有防晕车晕船之效。故民间有"出门带块姜，时时保健康"的说法。

◎典籍记载

《食物本草》："孙真人云，姜为呕

家圣药。盖辛以散之，呕乃气逆不散，此药行阳而散气也。俗言上床萝卜下床姜，姜能开胃，萝卜消食也。"

《本草纲目》："生用发散，熟用和中，解食野禽中毒成喉痹；浸汁点赤眼；捣汁和黄明胶熬，贴风湿痛。姜，辛而不荤，去邪辟恶，生啖，熟食，醋、酱、糟、盐、蜜煎调和，无不宜之，可蔬可茹，可果可药，其利溥矣。凡早行、山行宜含一块，不犯雾露清湿之气，及山岚不正之邪。按方广《心法附馀》云，凡中风、中暑、中气、中毒、中恶、干霍乱、一切卒暴之病，用姜汁与童便服，立可解散，盖姜能开痰下气，童便降火也。"

《本草经疏》："生姜所禀，与干姜性气无殊，第消痰、止呕、出汗、散风、祛寒、止泄、疏肝、导滞，则功优于干姜。"

《本草从新》："姜汁，开痰，治噎膈反胃，救暴卒，疗狐臭，搽冻耳。煨姜，和中止呕，用生姜惧其散，用干姜惧其燥，惟此略不燥散。凡和中止呕，及与大枣并用，取其和脾胃之津液而和营卫，最为平妥。"

◎营养师健康提示

姜最好不要去皮，因为去皮后不能发挥姜的整体功效。不要吃腐烂了的姜，腐烂的姜会对身体产生危害。

阴虚火旺导致的心烦失眠、手足心热、目赤咽干或患有痈肿疮疖、肺炎、肺结核、痔疮的人不宜过多或长期食用生姜；有内热者要忌食。

生姜有解毒杀菌的作用，吃松花蛋或鱼虾等水产时，放上一些姜末、姜汁，可以杀菌。

◎适用量

每日10克。

◎总热量

47千卡（每100克中可食用部分）。

生姜营养成分 （每100克可食用部分）

名称	含量	名称	含量
蛋白质	1.4克	膳食纤维	1克
脂肪	0.7克	胡萝卜素	0.18毫克
碳水化合物	8.5克	维生素C	4毫克
还含有人体所必需的氨基酸、钙、铁、维生素B$_1$、维生素B$_2$、烟酸等。			

◎ 可 降 糖 的 调 味 料

大蒜

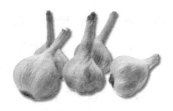

可促进胰岛素的分泌，提高人体葡萄糖耐量。

大蒜是烹饪中不可缺少的调味品，南北风味的菜肴都离不开大蒜。大蒜种类繁多，依蒜头皮色的不同，可分为白皮蒜和紫皮蒜；依蒜瓣的多少，又可分为大瓣种和小瓣种。它是一种最常见的食物，既可以生吃，也可以调味，还能防病健身，因此被人们称为"天然抗生素"，它的抗氧化活性甚至超过人参。

◎ 降糖功效

大蒜可促进胰岛素的分泌，增加组织细胞对葡萄糖的吸收，提高人体葡萄糖耐量，迅速降低体内血糖水平，并可杀死因感染诱发糖尿病的各种病菌，从而有效预防和治疗糖尿病。

◎ 其他功效

强力杀菌：大蒜中含硫化合物具有奇强

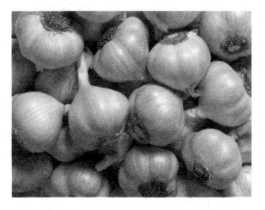

的抗菌消炎作用，对多种球菌、杆菌、真菌和病毒等均有抑制和杀灭作用，是目前发现的天然植物中抗菌作用最强的一种。

防治肿瘤和癌症：大蒜中的锗和硒等元素可抑制肿瘤细胞和癌细胞的生长，实验发现，癌症发生率最低的人群就是血液中含硒量最高的人群。美国国家癌症组织认为，全世界最具抗癌潜力的植物中，位居榜首的是大蒜。

排毒清肠，预防肠胃疾病：大蒜可有效抑制和杀死引起肠胃疾病的幽门螺杆菌等细菌病毒，清除肠胃有毒物质，刺激胃肠黏膜，促进食欲，加速消化。

防治心脑血管疾病：大蒜可防止心脑血管中的脂肪沉积，诱导组织内部脂肪代谢，显著增加纤维蛋白溶解活性，降低胆固醇，抑制血小板的聚集，降低血浆浓度，增加微动脉的扩张度，促使血管舒张，调节血压，增加血管的通透性，从而抑制血栓的形成和预防动脉硬化。

保护肝功能：大蒜中的微量元素硒，通过参与血液的有氧代谢，清除毒素，减轻肝脏的解毒负担，从而达到保护肝脏的目的。

旺盛精力：大蒜可有效补充肾脏所需物质，改善因肾气不足而引发的浑身无力症状，并可促进精子的生成，使精子数量大增。

预防感冒：大蒜中含有一种叫"硫化丙烯"的辣素，对病原菌和寄生虫都有良好的杀灭作用，可预防感冒，减轻发烧、咳嗽、喉痛及鼻塞等感冒症状。

◎营养师健康提示

无消化道疾病者都可以食用。发了芽的大蒜食疗效果甚微。腌制大蒜不宜时间过长，以免破坏有效成分。辣素怕热，遇热后很快分解，其杀菌作用降低，因此，预防治疗感染性疾病应该生食大蒜。大蒜能使胃酸分泌增多，辣素有刺激作用，有胃肠道疾病特别是有胃溃疡和十二指肠溃疡的人不宜吃大蒜。

◎适用量

每日3～4瓣。

◎总热量

339千卡（每100克中可食用部分）。

大蒜营养成分 （每100克可食用部分）

名称	含量	名称	含量
蛋白质	13.2克	维生素E	－
脂肪	0.3克	钙	65毫克
碳水化合物	75.4克	磷	297毫克
胆固醇	－	钾	798毫克
膳食纤维	1.0克	钠	36.8毫克
维生素A	－	镁	6l毫克
胡萝卜素	－	铁	6.6毫克
维生素B₁	0.29毫克	锌	1.98毫克
维生素B₂	－	硒	19.3微克
烟酸	－	铜	0.99毫克
维生素C	79毫克	锰	0.63毫克

◎ 可降糖的肉类

兔肉

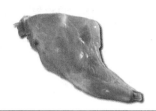

含高蛋白，低脂肪、胆固醇，可提高人体免疫力。

民谚云：飞禽莫如鸪，走兽莫如兔。兔肉营养丰富、肉质细嫩、味道鲜美、易于消化，不但蛋白质含量高，而且所含的赖氨酸与色氨酸也比其他肉类高，其磷脂含量高、胆固醇含量低，能健脑，食后不易肥胖，所以深受人们的喜爱。目前我国的家兔品种主要是中国白兔、日本大耳白兔、青紫蓝兔、新西兰兔等。家兔的养殖以千家万户散养为主。我国兔肉的加工由20世纪50年代的几百吨发展到20世纪90年代的几万吨，居世界兔肉贸易量的首位。

◎降糖功效

我国是养兔大国，兔肉营养极其丰富，具有"四高四低"的优势，四高即：高蛋白质、高赖氨酸、高磷脂、高消化

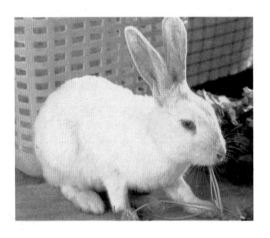

率；四低即：低脂肪、低胆固醇、低热量、低污染。这"四高四低"正是人们身体所需要的营养标准。对于糖尿病患者来说，兔肉是最好的全功能的动物肉食品。

◎其他功效

兔肉蛋白质含量高。兔肉中含有人体不能合成的8种必需氨基酸，是完全蛋白质，可维持健康和促进生长。其中，兔肉中含赖氨酸高于其他肉类，在植物性食物中则缺乏赖氨酸。兔肉矿物质含量丰富。钙的含量尤其高，是病人的天然补钙食品。兔肉烟酸含量高，人体如缺乏烟酸，会使皮肤粗糙，易发生皮炎，常吃兔肉可预防中老年人面部色斑沉着，有养颜之功效。兔肉胆固醇含量低、磷脂含量高。血液中磷脂高、胆固醇低时，胆固醇沉积在血管中的可能性就减少。因此，兔肉是高血压、肥胖症、动脉硬化和糖尿病患者最理想的肉食品。兔肉脂肪含量低，能量也低，是特别适合肥胖型糖尿病患者食用的健康食品。兔肉肌纤维细嫩，容易消化吸收，其消化率高于其他肉类。

◎营养师健康提示

兔肉是肥胖症、慢性胃炎、胃与十二

指肠溃疡、结肠炎等患者比较理想的肉食。但是兔肉不宜与芹菜同食，否则易伤头发。

◎选购

优质鲜兔肉肌肉有光泽、红色、色泽均匀，脂肪洁白或黄色；劣质兔肉肌肉色泽稍暗，用刀切开的截面尚有光泽，脂肪则缺乏光泽。

◎适用量

每次约80克。

◎总热量

102千卡（每100克中可食用部分）。

兔肉营养成分（每100克可食用部分）

名称	含量	名称	含量
脂肪	2.2克	叶酸	–
蛋白质	19.7克	泛酸	–
碳水化合物	0.9克	烟酸	5.8毫克
维生素A	212微克	胆固醇	130毫克
维生素B_1	0.11毫克	膳食纤维	–
维生素B_2	0.1毫克	钙	12毫克
维生素B_6	–	铁	2毫克
维生素B_{12}	2.68微克	磷	165毫克
维生素C	–	钾	284毫克
维生素D	188微克	钠	45.1毫克
维生素E	0.42毫克	铜	0.12毫克
生物素	6微克	镁	15毫克
维生素P	–	锌	1.3毫克
维生素K	–	硒	10.9微克
胡萝卜素	–		

◎可降糖的肉类

鸡肉

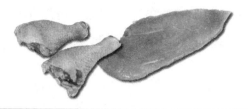

饱和脂肪酸和胆固醇的含量相对较低，能增强体力。

鸡肉的蛋白质中富含全部必需氨基酸，其含量与蛋、乳中的氨基酸谱极为相似，为优质的蛋白质来源。去皮鸡肉和其他肉类相比较，具有低热量的特点。鸡肉的脂类物质和牛肉、猪肉比较，不仅含量更低，还含有较多的油酸（单不饱和脂肪酸）和亚油酸（多不饱和脂肪酸），能够降低对人体健康不利的低密度脂蛋白胆固醇。此外，鸡肉也是磷、铁、铜与锌的良好来源，并且富含维生素B_6、维生素A、维生素D、维生素K等。

◎降糖功效

鸡肉含有较多的油酸和亚油酸，同时，饱和脂肪酸和胆固醇的含量相对猪肉、牛肉、羊肉更低，因此，更适合糖尿病患者进食。

◎其他功效

鸡肉中蛋白质的含量较高，氨基酸种类多，而且消化率高，很容易被人体吸收利用，有增强体力、强壮身体的作用。胸脯肉中含有较多的B族维生素，具有恢复疲劳、保护皮肤的作用；大腿肉中含有较多的铁质，可改善缺铁性贫血；翅膀肉中含有丰富的骨胶原蛋白，具有强化血管、肌肉、肌腱的功能。鸡肉中含有对人体生长发育有重要作用的磷脂。

中医认为，鸡肉有温中益气、补虚填精、健脾胃、活血脉、强筋骨的功效。鸡肉对营养不良、畏寒怕冷、乏力疲劳、月经不调、贫血、虚弱等症有很好的食疗作用。

◎营养师健康提示

性别不同的鸡功效不同：雌性鸡肉属阴，比较适合产妇、年老体弱及久病体虚者食用；雄性鸡肉，其性属阳，温补作用较强，比较适合阳虚气弱者食用。

鸡肉的营养价值高于鸡汤，所以不要

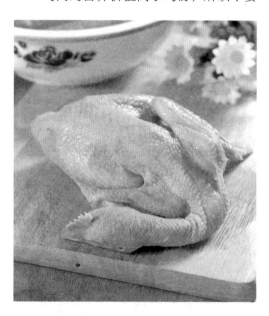

只喝鸡汤而不吃鸡肉；鸡屁股是淋巴最集中的地方，也是储存细菌、病毒和致癌物的仓库，应舍弃；痛风症病人不宜喝鸡汤，因鸡汤中含有很高的嘌呤，会加重病情。

干或略湿润，不黏糊，用手指压后能迅速恢复原样。

◎选购

新鲜的鸡眼球饱满，表皮有光泽，微

◎适用量

每日进食100～150克。

◎总热量

167千卡（每100克中可食用部分）。

鸡肉营养成分（每100克可食用部分）

名称	含量	名称	含量
蛋白质	19.3克	维生素C	－
脂肪	9.4克	维生素E	0.67毫克
碳水化合物	1.3克	钙	9毫克
胆固醇	106毫克	磷	156毫克
膳食纤维	－	钾	251毫克
维生素A	48微克	钠	63.3毫克
胡萝卜素	－	镁	19毫克
维生素B$_1$	0.05毫克	铁	1.4毫克
维生素B$_2$	0.09毫克	锌	1.09毫克
烟酸	5.6微克	硒	11.75微克
维生素C	－	铜	0.07毫克
维生素E	0.67毫克	锰	0.05毫克

◎ 可降糖的谷类

燕麦

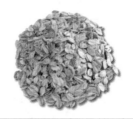

强化胰岛素功能，降低胆固醇，延缓饭后血糖值上升。

燕麦就是我国的莜麦，人们又俗称为油麦、玉麦，是我国宁夏固原地区的主要杂粮之一。燕麦的营养价值非常高，据资料记载，燕麦含蛋白质15.6%，是大米的1倍多，比面粉高出3%～4%；含脂肪8.5%，是大米和面粉的数倍；含碳水化合物64.8%，比大米和面粉低10%左右；含纤维素2.1%、灰分2%，是一种低糖、高蛋白质、高能量食品。其营养成分含量高、质量优，蛋白质中的必需氨基酸在谷类粮食中平衡最好，赖氨酸和蛋氨酸含量比较理想，而大米和面粉中的这种氨基酸严重不足。其必需脂肪酸的含量也非常丰富，其中亚油酸占脂肪酸的三分之一以上，维生素和矿物质也

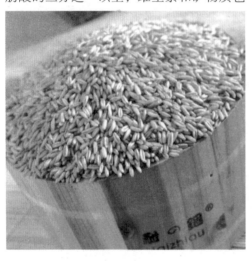

很丰富，特别是维生素B_1居谷类粮食之首。

◎ 降糖功效

燕麦是很好的粗粮。它是谷物中唯一含有皂苷素的作物，可以调节人体的肠胃功能，降低胆固醇。同时燕麦中富含两种重要的膳食纤维：可溶性纤维可大量吸纳体内胆固醇，并排出体外；非可溶性纤维有助于消化，从而降低血液中的胆固醇含量，有利于治疗便秘，更好地清除人体体内的垃圾，减少肥胖症的产生，并有效地预防心血管病、糖尿病和大肠癌症的发生。同时，经常食用燕麦还符合现代营养学家所提倡的"粗细搭配""均衡营养"的健康饮食原则。

◎ 其他功效

燕麦有很好的辅疗作用：亚油酸含量高，可降低人体血液中的胆固醇含量；含有丰富的植物胆固醇，可防止肠道吸附胆固醇；淀粉分子比大米和面粉小，易消化吸收；含有果糖衍生的多糖，可被人体直接利用，可降低高胆固醇人的低密度脂蛋白（LDL）胆固醇，升高其高密度脂蛋白（HDL）胆固醇；其高质量的膳食纤维，具有缓解结肠癌、糖尿病、便秘、静脉曲张、静脉炎等病症的功效。

◎营养师健康提示

燕麦营养丰富，经常食用无不良副作用。

◎选购

选用干燥饱满、色泽乳黄的。

◎适用量

每餐40克左右。

◎总热量

367千卡（每100克中可食用部分）。

燕麦营养成分（每100克可食用部分）

名称	含量	名称	含量
脂肪	6.7克	叶酸	25微克
蛋白质	15克	泛酸	1.1毫克
碳水化合物	61.6克	烟酸	1.2毫克
维生素A	420微克	胆固醇	－
维生素B$_1$	0.3毫克	膳食纤维	5.3克
维生素B$_2$	0.13毫克	钙	186毫克
维生素B$_6$	－	铁	7毫克
维生素B$_{12}$	0.16微克	磷	291毫克
维生素C	－	钾	214毫克
维生素D	－	钠	3.7毫克
维生素E	3.07毫克	铜	0.45毫克
生物素	73微克	镁	177毫克
维生素P	－	锌	2.59毫克
维生素K	－	硒	4.31微克
胡萝卜素	－		

◎ 可降糖的谷类

黑米

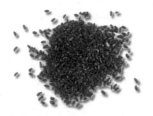

膳食纤维含量十分丰富，有助于延缓饭后血糖值上升。

黑米，素有"贡米"、"药米"、"长寿米"之美誉，是稻米中的珍品。黑米是一种药食兼用的大米，具有较高的药用价值，在《本草纲目》中记载"有滋阴补肾、健脾暖肝、明目活血的功效"。

◎ 降糖功效

由于黑米中含膳食纤维较多，淀粉消化速度比较慢，血糖指数仅有55（白米饭为87）。因此，吃黑米不会像吃白米那样造成血糖的剧烈波动，用来做糖尿病患者的主食是很合适的。

◎ 其他功效

黑米中的膳食纤维含量十分丰富。膳食纤维能够降低血液中胆固醇的含量，有助于预防冠状动脉硬化引起的心脏病。

黑米中的脂溶性维生素，特别是维生素E的含量非常丰富。维生素E是一种强抗

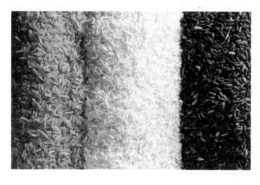

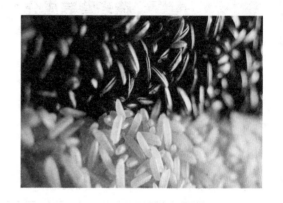

氧化剂，可促进人体的能量代谢，促进血液循环，改善新陈代谢，预防血管硬化，防止胆固醇的沉积，较少有心血管疾病的发生。

黑米中还富含人体必需的微量元素如硒、锌、铁和铜等。硒是人体必需的营养素，是一种强抗氧化剂，作用与维生素E相似，但功效更大。硒是谷胱甘肽过氧化物酶的组成成分，能防止不饱和脂肪酸的氧化，抑制对机体有损害作用的过氧化物和自由基的产生，保护细胞免受损害，而锌、铁和铜对血管的保护作用也已被很多资料证实。

黑米中还含有水溶性黄铜类化合物以及生物碱、植物甾醇等药用成分。黄铜类化合物成分的范围很广，种类和数目非常多，不

同成分可能具有不同的生理活性。黑米皮中的总黄铜物质主要是由黑色素组成。

据医学资料显示，黄铜类化合物的主要生理功能是它能够维持血管的正常渗透压，减低血管的脆性，防止血管破裂，止血，并有良好的抗氧化性能和清除自由基的作用。

◎营养师健康提示

黑米外部有一层坚韧的种皮，不容易煮烂，因此在烹煮前要先浸泡一段时间。假如黑米没有煮烂就食用，不仅大多数营养成分释放不出来，而且容易引起急性肠胃炎，尤其是消化功能较弱的小孩和老弱病者。

◎适用量

每日50克。

◎总热量

333千卡（每100克中可食用部分）。

黑米营养成分 （每100克可食用部分）

名称	含量	名称	含量
蛋白质	9.4克	维生素E	0.22毫克
脂肪	2.5克	钙	12毫克
碳水化合物	72.2克	磷	356毫克
胆固醇	−	钾	256毫克
膳食纤维	3.9克	钠	7.1毫克
维生素A	−	镁	147毫克
胡萝卜素	−	铁	1.6毫克
维生素B$_1$	0.33毫克	锌	3.8毫克
维生素B$_2$	0.13毫克	硒	3.2微克
烟酸	7.90微克	铜	0.15毫克
维生素C	−	锰	1.72毫克

◎ 可降糖的谷类

玉米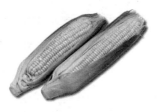

含有丰富的不饱和脂肪酸和粗纤维，有利于降低餐后血糖水平。

玉米，又名苞谷、棒子、玉蜀黍。玉米是粗粮中的保健佳品。专家们对玉米、稻米等多种主食进行了营养价值和保健作用的比较，发现玉米中的维生素含量非常高，为稻米、面粉的5～10倍。玉米中除了含有碳水化合物、蛋白质、脂肪、胡萝卜素外，还含有核黄素等营养物质。这些物质对预防心脏病、癌症等疾病有很大的好处。

◎ 降糖功效

玉米中含有丰富的不饱和脂肪酸，特别是亚油酸含量高达60%以上，它和玉米胚芽中维生素E协同作用，能有效降低血液胆固醇浓度，并防止其沉积于血管壁。除了新鲜的水煮玉米棒之外，老玉米中糖的含量比普通大米低2.3%，而粗纤维含量几乎是大米的9倍，这些都有利于降低餐后血糖水平。因此，常吃玉米对糖尿病、冠心病、动脉粥样硬化、高脂血症及高血压等疾病都有一定的预防和治疗作用。

◎ 其他功效

玉米味甘性平，具有调中开胃，益肺宁心、清湿热、利肝胆、延缓衰老等功能。

现代研究证实，玉米中丰富的钙、磷、镁、铁、硒等，及维生素A、维生素B_1、维生素B_2、维生素B_6、维生素E和胡萝卜素等，对胆囊炎、胆结石、黄疸型肝炎等有辅助治疗作用。维生素E还可促进人体细胞分裂，延缓衰老。

玉米中还含有一种长寿因子——谷胱甘肽，它在硒的参与下，生成谷胱甘肽氧化酶，具有恢复青春、延缓衰老的功能。

玉米中含的硒和镁有防癌抗癌作用，硒能加速体内过氧化物的分解，使恶性肿瘤得不到分子氧的供应而受到抑制。镁一方面也能抑制癌细胞的发展，另一方面能促使体内废物排出体外，这对防癌也有重要意义。其含有的谷氨酸有一定健脑功能。

玉米中的维生素B_6、烟酸等成分，具有刺激胃肠蠕动、加速粪便排泄的特性，可防治便秘、肠炎、肠癌等。

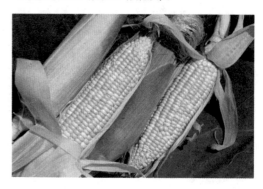

玉米富含维生素C等，有长寿、美容作用。玉米胚尖所含的营养物质有增强人体新陈代谢、调整神经系统功能。能起到使皮肤细嫩光滑，抑制、延缓皱纹产生作用。

◎营养师健康提示

吃玉米时应把玉米粒的胚尖全部吃掉，因为玉米的许多营养成分都集中在这里；玉米发霉后能产生致癌物，所以发霉玉米绝对不能食用。

◎选购

以粒大、整齐、饱满、无缝隙、无霉变、表面光亮的为佳。

◎适用量

糖尿病患者每日可进食200克（带棒）重量的玉米，同时减少25克主食，以保持总能量不变。

◎总热量

298千卡（每100克中可食用部分）。

玉米营养成分 （每100克可食用部分）

名称	含量	名称	含量
蛋白质	85克	维生素E	0.38毫克
脂肪	4.3克	钙	22毫克
碳水化合物	72.2克	磷	25毫克
胆固醇	–	钾	8毫克
膳食纤维	14.4克	钠	6.3毫克
维生素A	–	镁	6毫克
胡萝卜素	–	铁	4毫克
维生素B_1	0.03毫克	锌	0.09毫克
维生素B_2	0.04毫克	硒	0.7微克
烟酸	1.1微克	铜	0.07毫克
维生素C	–	锰	0.05毫克

◎ 可降糖的谷类

红豆

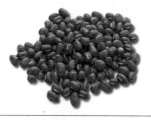

膳食纤维含量较高，热量偏低，有助于血糖的控制。

古称小菽、赤菽，俗称赤小豆、赤豆、红小豆、小豆。豆科一年生草本植物。花黄或淡灰色。荚果无毛，种子椭圆或长椭圆形，一般为赤色。原产于亚洲，中国栽培较广。种子富含淀粉、蛋白质和B族维生素等，可作粮食和副食品，并可供药用，是进补之品。

◎降糖功效

红豆为典型的高钾食品，具有降低血压的作用，尤其适用于糖尿病合并高血压的患者。同时红豆中含有的膳食纤维较高，热量偏低，具有降血糖的功效。

◎其他功效

中医学认为，红豆味甘，性微寒，归心、脾、小肠经，具有清热解毒、利水除湿的功效。

红豆含有较多的皂角苷，可刺激肠道，因此它有良好的利尿作用，能解酒、解毒，对心脏病和肾病、水肿均有益。

红豆含有较多的膳食纤维，具有良好的润肠通便、降血压、降血脂、调节血糖、解毒抗癌、预防结石、健美减肥的作用。

◎典籍记载

《本经》："主下水，排痈肿脓血。"

《别录》："主寒热，热中，消渴，止泄，利小便，吐逆，卒澼，下胀满。"

《药性论》："消热毒痈肿，散恶血、不尽、烦满。治水肿皮肌胀满；捣薄涂痈肿上；主小儿急黄、烂疮，取汁令洗之；能令人美食；末与鸡子白调涂热毒痈肿；通气，健脾胃。"

《食疗本草》："和鲤鱼烂煮食之，甚治脚气及大腹水肿；散气，去关节烦热，令人心孔开，止小便数；绿赤者，并可食。暴利后气满不能食，煮一顿服之。"

《日华子本草》："赤豆粉，治烦，解热毒，排脓，补血脉。"

《本草纲目》："辟温疫，治产难，下胞衣，通乳汁。"

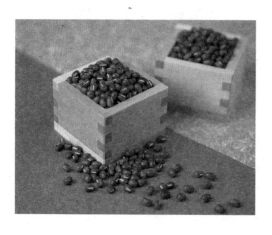

《本草图经》：" （治脚气）赤小豆五合，葫一头，生姜一分（并破碎），商陆根一条（切）。同水煮，豆烂汤成，适寒温，去葫等，细嚼豆，空腹食之，旋旋啜汁令尽。"

《伤寒论》：" 治伤寒瘀热在里，身必黄：麻黄二两（去节），连轺二两，赤小豆一升，杏仁四十个（去皮、尖），大枣十二枚（擘），生梓白皮（切）一升，生姜二两（切），甘草二两（炙）。上八味，以水一斗，先煮麻黄再沸，去上沫，纳诸药，煮取三升，去滓，分温三服，半日服尽。"

◎营养师健康提示

红豆宜与其他谷类食品混合食用，如豆沙包等；红豆适合水肿患者、哺乳期妇女食用。红豆有利尿功能，尿频的人忌食，正常的人也不宜久食或一次食用过量。

◎适用量

不超过30克。

◎总热量

309千卡（每100克中可食用部分）。

红豆营养成分 （每100克可食用部分）

名称	含量	名称	含量
蛋白质	20.2克	钾	860毫克
脂肪	0.6克	钠	2.2毫克
碳水化合物	55.7克	钙	74毫克
膳食纤维	7.7克	镁	138毫克
维生素A	13微克	铁	7.4毫克
胡萝卜素	3.2微克	锰	1.33毫克
视黄醇	12.6微克	锌	2.2毫克
维生素B_6	0.16毫克	铜	0.64毫克
维生素B_1	0.11毫克	磷	30.5毫克
烟酸	2毫克	硒	3.8微克
维生素E	14.36毫克		

◎ 可降糖的谷类

绿豆

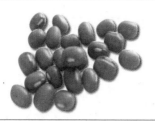

含有的低聚糖，对糖尿病有辅助治疗作用。

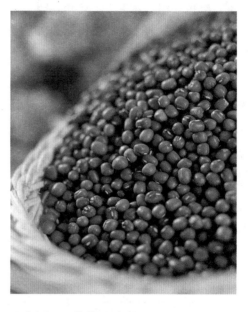

绿豆，又名青小豆，古名氯豆、植豆，为豆种植物绿豆的种子，原产于我国，是我国传统的豆类食物。绿豆中含有多种维生素，钙、磷、铁等矿物质的含量都高于粳米。其蛋白质主要为球蛋白类，富含蛋氨酸、色氨酸、赖氨酸、亮氨酸和苏氨酸。其中，赖氨酸含量是小米的3倍。

◎降糖功效

绿豆淀粉中含有相当数量的低聚糖（戊聚糖、半乳聚糖等），这些低聚糖因人体胃肠道没有相应的解酶系统而很难被消化吸收，所以绿豆提供的能量值比其他谷物低，对于糖尿病患者有辅助治疗的作用。

◎其他功效

解暑降温：绿豆不仅营养丰富，而且还是夏日解暑的佳品。中医认为，绿豆性味甘、凉，入心、胃经，有清热解暑、利尿通淋、解毒消肿之功，适用于热病烦渴、疮痈肿毒及各种中毒等，为夏日解暑除烦、清热生津之佳品。《本草纲目》言其："治痘毒，利肿胀，为食中要药；解金石砒霜草木一切诸毒　真济世之良谷也。"

降血压，降血脂：药理分析表明，绿豆有防止实验性动脉粥样硬化、抑制血脂上升的作用，还能使已升高的血脂迅速下降。

抗菌抑菌作用：①绿豆中的某些成分直接有抑菌作用。通过抑菌试验证实，绿豆衣提取液对葡萄球菌有抑制作用。根据有关研究，绿豆所含的单宁能凝固微生物原生质，可产生抗菌活性。绿豆中的黄酮类化合物、植物甾醇等生物活性物质可能也有一定程度的抑菌抗病毒作用。②通过提高免疫功能间接发挥抗菌作用。绿豆所含有的众多生物活性物质如香豆素、生物碱、植物甾醇、皂苷等可以增强机体免疫功能，增加吞噬细胞的数量或吞噬功能。

绿豆还具有解毒、防止酸中毒、促进生发、构成组织、使骨骼和牙齿坚硬、帮助血液凝固等作用。

◎典籍记载

《开宝本草》："主丹毒烦热，风疹，热气奔豚，生研绞汁服。亦煮食，消肿下气，压热解毒。"

《本经逢原》："明目。解附子、砒石、诸石药毒。"

《随息居饮食谱》："绿豆甘凉，煮食清胆养胃，解暑止渴，利小便，已泻痢。"

◎营养师健康提示

绿豆不宜煮得过烂，否则会破坏其中的有机酸和维生素，使清热解毒的功效降低。但未煮烂的绿豆腥味强烈，吃后易使人恶心、呕吐，因此，烹调时，应注意火候。

绿豆性凉，脾胃虚弱、容易腹胀腹泻的人不宜多吃。

◎适用量

每日 50 ~ 100 克。

◎总热量

316 千卡（每 100 克中可食用部分）。

绿豆营养成分 （每100克可食用部分）

名称	含量	名称	含量
蛋白质	21.6克	维生素E	10.95毫克
脂肪	0.8克	钙	81毫克
碳水化合物	62克	磷	337毫克
胆固醇	—	钾	787毫克
膳食纤维	6.4克	钠	3.2毫克
维生素A	22微克	镁	4.28毫克
胡萝卜素	130微克	铁	6.5毫克
维生素B$_1$	0.25毫克	锌	2.18毫克
维生素B$_2$	0.11毫克	硒	4.28微克
烟酸	2微克	铜	1.08毫克
维生素C	—	锰	1.11毫克

◎ 可降糖的谷类

黑豆

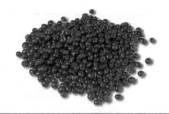

有助于减少各种脂肪酸和胆固醇的产量，降低患糖尿病的概率。

黑豆又名黑大豆、乌豆、菽、冬豆子，为一年生草本豆科植物大豆的黑色种子。黑豆的营养成分是全面而丰富的，它也是中国数千年来，中医界一致肯定的养生豆科食物的代表。也有人称它为"大豆中的优等生"。

◎ 降糖功效

黑豆中含有的蛋白质通过减缓肝脏和脂肪组织中脂肪新陈代谢的速度，从而可以达到减少各种脂肪酸和胆固醇产量的目的，体内各种脂肪的数量减少了，糖尿病也就不容易得了。

◎ 其他功效

中医认为，黑豆性味甘、平、无毒，具有祛风除热、调中下气、活血、解毒、利尿、明目等功效，并能滋阴补肾、补血虚，可治疗目暗、腹胀水肿、脚气等症。现代医学研究发现黑豆能提供充足的能量，还具有神奇的通便功能，能降低胆固醇，可健脑益智、延缓大脑老化。

黑豆含较丰富的蛋白质、脂肪、碳水化合物、胡萝卜素、维生素B_1、维生素B_2、烟酸及粗纤维、钙、磷、铁等营养物质，并含少量的大豆黄酮甙和染料木苷，这后两种物质均有雌激素样作用，能对人体的激素水平起到双向的调节作用，可预防多种疾病的发生。

黑豆对年轻女性来说，还有美容养颜的功效。黑豆含有丰富的维生素，其中维生素E和B族维生素含量最高，众所周知，维生素E的含量比肉类高5~7倍，维生素E是一种相当重要的保持青春健美的物质。我国古人虽不知道黑豆中含有较多的维生素E，却从实践中得知它是一种美容食品。如古代药典上曾记载黑豆可驻颜、明目、乌发，使皮肤白嫩等。

◎ 典籍记载

《本草纲目》中说："豆有五色，各治五脏，惟黑豆属水性寒，可以入肾。治水、消胀、下气、治风热而活血解毒，常

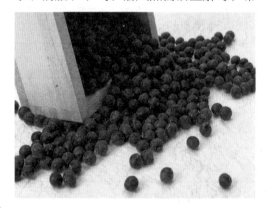

食用黑豆，可百病不生。"

孙思邈说："黑豆少食醒脾，多食损脾。"

《千金翼方》中说："久食黑豆令人身重。"

《本草汇言》记载："黑豆性利而质坚滑，多食令人腹胀而痢下。"

◎营养师健康提示

炒食容易生燥热、伤脾胃，体虚者忌食。由于黑豆质地较硬，不易消化，脾胃胀满者或消化功能差的人应少食。

◎选购

以豆粒饱满完整、颗粒大、油黑色的为佳。

◎适用量

每次 50 ~ 100 克。

◎总热量

381 千卡（每 100 克中可食用部分）。

黑豆营养成分 （每100克可食用部分）

名称	含量	名称	含量
蛋白质	36 克	膳食纤维	10.2 克
脂肪	15.9 克	钙	224 毫克
碳水化合物	33.6 克	磷	500 毫克
水分	9.9 克	钾	1377 毫克
维生素A	5 微克 RE	钠	3 毫克
维生素B$_1$	0.2 毫克	镁	243 毫克
维生素B$_2$	0.33 毫克	铁	7.0 毫克
维生素PP（尼克酸）	2.0 毫克	锌	4.18 毫克
维生素C	—	铜	1.56 毫克
胡萝卜素	30 毫克	锰	2.83 毫克

◎ 可降糖的谷类

荞麦

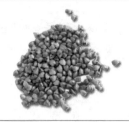

对血脂、血糖紊乱的代谢综合征糖尿病来说是"良药"。

又叫三角麦、乌麦、花荞。它具有很高的营养价值，被誉为"21世纪最重要的食物资源"。它食味清香，很受人们欢迎。荞麦粉和其他面粉一样，可制成面条、面包、糕点、荞酥等风味食品。荞麦还可以酿酒，酒色清澈，久饮益于强身健体。荞叶中的营养也十分丰富，干叶可制成荞麦茶叶，荞麦苗可做蔬菜。荞麦中的淀粉近似大米淀粉，但颗粒较大，与一般谷类淀粉比较，食用后更易于人体消化吸收。

◎ 降糖功效

荞麦是有益于糖尿病患者食疗的粗粮类食品。在中医食疗方法中，也有"实肠胃、益气力、续精神、能炼五脏滓秽"之说。荞麦营养价值高，含蛋白质不低于大

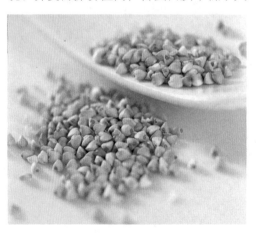

米白面，尤以赖氨酸、精氨酸含量多，其脂肪含量为2%～3%，且含亚油酸很高。有资料介绍，荞麦是一种理想降糖食物；亦有研究发现，荞麦中含铬元素、B族维生素较多，这都益于降血糖。

荞麦对血脂、血糖紊乱的代谢综合征糖尿病来说是不可多得的有效"良药"。谷物充饥，对易饥的糖尿病病人是"得食则昌"的佳品。从目前一些资料介绍来看，高血压病、冠心病、糖尿病患者经常吃荞麦食品有一定食疗效果，但一定要因体质、病情而异。

◎ 其他功效

荞麦中含有丰富的镁，能使血管扩张而抗栓塞。

荞麦中含有丰富的维生素P，可增强血管壁的弹性、韧度和致密性，保护血管。

荞麦还含有芦丁，可降低人体血脂和胆固醇，软化血管，预防脑血管出血，对糖尿病并发高脂血症、高胆固醇症很有益处。

◎ 典籍记载

《齐民要术·杂说》："凡荞麦。五月耕。经三十五日。草烂得转并种，耕三遍。立秋前后皆十日内种之。假如耕地三

遍，即三重着子。下两重子黑，上头一重子白，皆是白汁，满似如浓，即须收刈之。但对梢相答铺之。其白者日渐尽变为黑，如此乃为得所。若待上头总黑，半已（以）下黑子尽落矣。"

《四时纂要·六月》："立秋在六月，即秋前十日种，立秋在七月，即秋后十日种。定秋之迟疾，宜细详之。"

◎营养师健康提示

不可一次食用过多，否则难以消化。

脾胃虚寒、畏寒便溏者不宜食用，否则易动寒气。

◎适用量

每日60克。

◎总热量

292千卡（每100克中可食用部分）。

荞麦营养成分（每100克可食用部分）

名称	含量	名称	含量
脂肪	2.3克	泛酸	1.54毫克
蛋白质	9.3克	生物素	0.2微克
碳水化合物	73克	钙	47毫克
胆固醇	—	磷	297毫克
膳食纤维	6.5克	钾	401毫克
维生素A	3微克	钠	4.7毫克
胡萝卜素	20微克	镁	258毫克
维生素B$_1$	0.28毫克	铁	6.2毫克
维生素B$_2$	0.16毫克	锌	3.62毫克
烟酸	1.1微克	硒	2.45微克
维生素E	4.4毫克	铜	0.56毫克
烟酸	2.2毫克	锰	2.04毫克

◎ 可降糖的水产类

鲫鱼

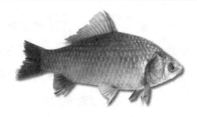

对预防糖尿病导致的心脑血管疾病具有明显的作用。

鲫鱼属鲤形目、鲤科、鲫属的一种。身体似鲤,但体较扁而高;头小,眼大,无须;下咽齿一行,侧扁;背鳍基部较长,背鳍、臀鳍均具有带锯齿的粗状硬刺,为广布、广适性的鱼类,遍及亚洲东部寒温带至亚热带的江河、湖泊、水库、池塘、稻田和水渠等水体,以水草丛生的浅水湖和池塘为多。鲫鱼对生态环境具有很强的适应能力,能耐低氧、冷寒,不论浅水、深水、流水、静水、清水、浊水甚至污水都能适应生长。

◎ 降糖功效

糖尿病患者通常体质虚弱、脾胃功能不佳,而鲫鱼可补阴血、通血脉、补体虚,还有益气健脾、利水消肿、清热解毒、祛风湿病痛之功效。鲫鱼肉中富含极高的蛋白质,而且易于被人体所吸收,氨基酸含量也很

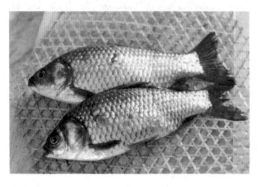

高,多食不会增加肾脏负担,所以对降低胆固醇和血液黏稠度、预防糖尿病导致的心脑血管疾病具有明显的作用。

◎ 其他功效

鲫鱼所含的蛋白质质优、种类齐全,容易消化吸收,是肾病患者、糖尿病患者和糖尿病并发心脑血管疾病患者的良好蛋白质来源。经常食用,可补充营养,增强抗病能力。鲫鱼有健脾利湿、和中开胃、活血通络、温中下气之功效。对脾胃虚弱、水肿、溃疡、气管炎、哮喘、糖尿病患者有很好的滋补食疗作用。现代医学研究发现,增强糖尿病患者的机体免疫力,有助于控制血糖及降低糖尿病并发心脑血管疾病的发病率。

◎ 营养师健康提示

一般人均可食用,尤其适合糖尿病患者及体虚者食用。

◎ 选购

要选择无腥臭味、鳞片完整的鲫鱼。

◎ 适用量

每餐约50克。

◎ 总热量

91千卡(每100克中可食用部分)。

鲫鱼营养成分 （每100克可食用部分）

名称	含量	名称	含量
脂肪	1.3克	叶酸	14微克
蛋白质	17.4克	泛酸	0.69毫克
碳水化合物	61.6克	烟酸	2.5毫克
维生素A	32微克	胆固醇	130毫克
维生素B$_1$	0.04毫克	膳食纤维	–
维生素B$_2$	0.07毫克	钙	79毫克
维生素B$_6$	0.11毫克	铁	1.2毫克
维生素B$_{12}$	5.5微克	磷	193毫克
维生素C	1毫克	钾	290毫克
维生素D	4微克	钠	70.8毫克
维生素E	0.68毫克	铜	0.08毫克
维生素P	–	镁	41毫克
维生素K	–	锌	2.75毫克
胡萝卜素	–	硒	14.3微克

◎ 可 降 糖 的 水 产 类

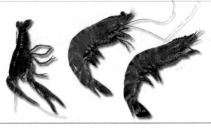

虾

可为糖尿病患者提供丰富的优质蛋白质。

虾主要分为淡水虾和海水虾。我们常见的青虾、河虾、草虾、小龙虾等都是淡水虾；对虾、明虾、基围虾、琵琶虾、龙虾等都是海水虾。虾含有20%的蛋白质，是蛋白质含量很高的食品之一，是鱼、蛋、奶的几倍甚至几十倍。虾类含有甘氨酸，这种氨基酸的含量越高，虾的甜味就越高。虾和鱼肉、畜肉相比，脂肪含量更少，并且几乎不含作为能量来源的动物性糖质。此外，虾还含有丰富的钾、碘、镁、磷等微量元素和维生素A等。应注意的是，虾头部位的胆固醇含量较高。

◎降糖功效

虾可为糖尿病患者提供丰富的优质蛋白质，同时，避免摄入过多的脂肪。此外，虾中含有丰富的牛磺酸，对控制血压和胆固醇可能产生一定的益处。虾还含有丰富的镁，对防止动脉硬化、预防高血压及心肌梗死有利，可在一定程度上预防糖尿病患者的心血管病并发症。

◎其他功效

虾中含有丰富的微量元素锌，可改善人体因缺锌所引起的味觉障碍、生长障碍、皮肤不适以及精子畸形等病症。

虾中含有的镁对心脏活动具有重要的调节作用，能很好地保护心血管系统。它可降低血清胆固醇，防止动脉硬化，同时还能扩张冠状动脉，有利于预防高血压及心肌梗死。

◎营养师健康提示

虾忌与某些水果同吃。虾含有比较丰富的蛋白质和钙等营养物质，如果把它们与含有鞣酸的水果，如葡萄、石榴、山楂、柿子等同食，不仅会降低蛋白质的营养价值，而且鞣酸和钙酸结合形成鞣酸钙后会刺激肠胃，引起人体不适，出现呕吐、头晕、恶心和腹痛、腹泻等症状。海鲜与这些水果同吃，至少应间隔2小时。

虾皮中含有丰富的钙，还含有一种被称为甲壳质的动物性纤维，它是多糖

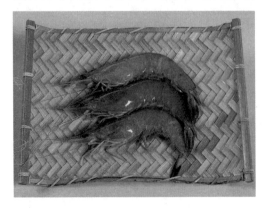

的一种，不能被人体消化吸收，经过化学处理后将其溶解在水中可制成健康食品壳聚糖。

食用海虾时，最好不要饮用大量啤酒，否则会产生过多的尿酸，从而引发痛风。吃海虾应配以干白葡萄酒，因为干白中的果酸具有杀菌和去腥的作用。

海虾属于寒凉阴性食品，故在食用时最好与姜、醋等作料共同食用。因为姜性热，与海虾放在一起可以寒热中和，防止身体不适；而醋对于海虾中残留的有害细菌也起到一定的杀菌作用。

虾背上的虾线，是虾未排泄完的废物，若吃到嘴里有泥腥味，影响食欲，所以应去掉。腐坏变质的虾不可食。色发红、身软、掉头的虾不新鲜，尽量不吃。

◎适用量

每日50～100克。

◎总热量

79千卡（每100克中可食用部分）。

虾营养成分 （每100克可食用部分）

名称	含量	名称	含量
蛋白质	16.8克	维生素E	2.79毫克
脂肪	0.6克	钙	146毫克
碳水化合物	1.5克	磷	196毫克
胆固醇	117毫克	钾	228毫克
膳食纤维	－	钠	302.2毫克
维生素A	－	镁	46毫克
胡萝卜素	－	铁	3毫克
维生素B$_1$	0.01毫克	锌	1.14毫克
维生素B$_2$	0.05毫克	硒	56.41微克
烟酸	1.9微克	铜	0.44毫克
维生素C	－	锰	0.11毫克

◎ 可降糖的水产类

海带

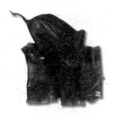

海带含钙量也不少，可作为糖尿病患者摄取钙的良好来源。

海带又名昆布。在古代，它被沿海地区视为珍品进贡给朝廷，而其"长寿菜"的美名流传至今。海带是一种含碘量很高的海藻。养殖海带一般含碘3‰～5‰，多可达7‰～10‰。从中提制得的碘和褐藻酸，广泛应用于医药、食品和化工。碘是人体必需的元素之一，缺碘会患甲状腺肿大，多食海带能防治此病，还能预防动脉硬化，降低胆固醇与脂的积聚。

◎ 降糖功效

海带中的岩藻多糖，是极好的食物纤维，糖尿病患者食用后，能延缓胃排空和食物通过小肠的时间，如此，即使在胰岛素分泌量减少的情况下，血糖也不会大幅上升。

控制饮食的肥胖糖尿病患者食用海带，既可减少饥饿感，又能从中吸取多种

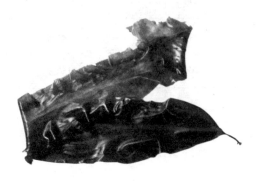

氨基酸和矿物质，是很理想的饱腹食品。

海带含钙量也不少，可作为糖尿病患者摄取钙的良好来源。

◎ 其他功效

海带中含有大量不饱和脂肪酸和膳食纤维，能清除血液中的胆固醇，保护血管。

海带中碘含量高，可以促进甲状腺激素合成，防治甲状腺亢进症；碘还可以刺激垂体，使女性体内雌激素水平降低，保护卵巢、子宫功能，及消除乳腺病变隐患。

海带还可以清理身体吸收的反射性物质，减少反射性疾病发生的可能。

◎ 典籍记载

《本草经疏》："昆布，咸能软坚，其性润下，寒能除热散结，故主十二种水肿、瘿瘤聚结气、瘘疮。东垣云：瘿坚如石者，非此不除，正咸能软坚之功也。详其气味性能治疗，与海藻大略相同。"

《本草汇》："昆布之性，雄于海藻，噎症恒用之，盖取其祛老痰也。"

《名医别录》："主十二种水肿，瘿瘤聚结气，瘘疮。"

《药性论》："利水道，去面肿，去恶疮鼠瘘。"

《本草拾遗》："主颓卵肿。"

崔禹锡《食经》："治九瘘风热，热瘅，手脚疼痹，以生啖之益人。"

《本草通玄》："主噎膈。"

姚可成《食物本草》："裙带菜，主女人赤白带下，男子精泄梦遗。"

◎营养师健康提示

由于污染，海带中可能含有有毒物质砷，所以烹制前应先用清水漂洗后浸泡2～3小时，中间换水1～2次，使海带中的砷含量符合食品卫生标准。但不要浸泡时间过长，最多不超过6小时，以免水溶性营养物质损失过多。

吃海带后不要马上喝茶（茶含鞣酸），也不要立刻吃酸涩的水果（酸涩水果含植物酸），因为海带中含有丰富的铁，以上两种食物都会阻碍铁的吸收。

◎选购

以片大、肉厚、黑褐色、无沙泥、无杂质、干燥者为佳。

◎适用量

每日15～20克。

◎总热量

12千卡（每100克中可食用部分）。

海带营养成分 （每100克可食用部分）

名称	含量	名称	含量
蛋白质	1.2克	钙	46毫克
脂肪	0.1克	磷	22毫克
碳水化合物	2.1克	钾	246毫克
胆固醇	－	钠	8.6毫克
膳食纤维	0.5克	镁	25毫克
维生素B$_1$	0.02毫克	铁	0.9毫克
维生素B$_2$	0.15毫克	锌	0.16毫克
烟酸	1.3毫克	硒	9.54微克
维生素E	1.85毫克	锰	0.07毫克

◎ 可降糖的水产类

紫菜

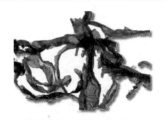

含有的硒，具有与胰岛素相同的调节糖代谢的生理活性。

早在1400多年前，中国北魏《齐民要术》中就已提到"吴都海边诸山，悉生紫菜"，以及紫菜的食用方法等。紫菜养殖历史很悠久。日本渔民可能在17世纪上半叶已用竹枝和树枝采集紫菜苗，并进而用竹帘和天然纤维水平网帘进行养殖。长期以来紫菜苗只能依赖天然生长，来源有限，故养殖活动的规模不大。1949年英国K.M.德鲁首先发现紫菜一生中很重要的果孢子生长时期是在贝壳中度过的，这为研究天然苗的来源开辟了道路。接着，日本

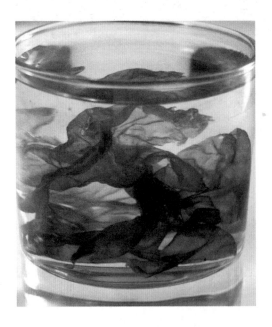

黑木宗尚和中国曾呈奎分别于1953年和1955年揭示了紫菜生活史的全过程，为人工育苗打下了理论基础。此后，紫菜养殖才进入全人工化生产时期，产量开始得到大幅度提高。

◎ **降糖功效**

紫菜富含人体所需的微量元素硒，硒能明显促进细胞对糖的摄取，具有与胰岛素相同的调节糖代谢的生理活性。

硒还可以改善脂肪等物质在血管壁上的沉积，降低血液黏稠度，减少动脉硬化及冠心病、高血压等大血管病变的发病率。

◎ **其他功效**

紫菜营养丰富，含碘量很高，可用于治疗因缺碘引起的"甲状腺肿大"，紫菜有软坚散结功能，对其他郁结积块也有用途。

富含胆碱和钙、铁，能增强记忆，治疗妇幼贫血，促进骨骼、牙齿的生长和保健；含有一定量的甘露醇，可作为治疗水肿的辅助食品。

紫菜所含的多糖具有明显增强细胞免疫和体液免疫功能，可促进淋巴细胞转化，提高机体的免疫力；可显著降低血清

胆固醇的总含量。

紫菜的有效成分对艾氏癌的抑制率达53.2%，有助于脑肿瘤、乳腺癌、甲状腺癌、恶性淋巴瘤等肿瘤的防治。

◎营养师健康提示

若凉水浸泡后的紫菜呈蓝紫色，说明该菜在干燥、包装前已被有毒物所污染，这种紫菜对人体有害，不能食用。

紫菜是海产食品，容易返潮变质，应将其装入黑色食品袋置于低温干燥处，或放入冰箱中，可保持其味道和营养。

◎选购

选购紫菜时，以深紫色、薄而有光泽的较新鲜。

◎总热量

207千卡（每100克中可食用部分）。

紫菜营养成分 （每100克可食用部分）

名称	含量	名称	含量
蛋白质	26.7克	维生素E	1.8毫克
脂肪	1.1克	钙	264毫克
碳水化合物	44.1克	磷	350毫克
胆固醇	—	钾	1796毫克
膳食纤维	21.6克	钠	710.5毫克
维生素A	228微克	镁	105毫克
胡萝卜素	1370微克	铁	54.9毫克
维生素B_1	0.27毫克	锌	2.47毫克
维生素B_2	1.02毫克	硒	7.22微克
烟酸	7.3微克	铜	1.68毫克
维生素C	2毫克	锰	4.32毫克

◎ 可降糖的水产类

鳝鱼

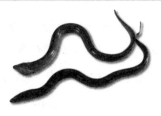

含有一种天然蛋白质，它具有改善糖代谢的作用。

又名黄鳝、长鱼，是我国特产。鳝鱼味鲜肉美，且刺少肉厚，又细又嫩，而且所含脂肪也很丰富，维生素A含量也最高，暑夏食用后，可增强体力、解除疲乏。以小暑前后一个月的夏鳝鱼最为滋补味美，故有"小暑黄鳝赛人参"之说。中医认为，虚热及外感病患者应忌食。《别录》中说："时行病起，食之多复。"《本草衍义》说："动风气，多食令人霍乱。"《本草经疏》："同荆芥食杀人，服何首乌者忌之，时行病后忌之。"

◎降糖功效

现代研究表明，鳝鱼含有的鳝鱼素A和

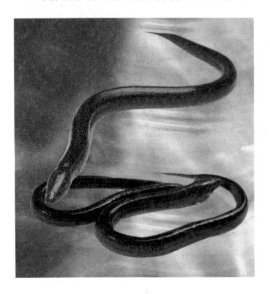

鳝鱼素B是日本产新药"糖尿清"的主要成分，能显著降低血糖。鳝鱼中含有一种天然蛋白质，它具有改善糖代谢的作用，对因过量应用胰岛素引起的低血糖也有抵抗作用，尤其适合糖尿病患者食用，是糖尿病患者的食疗佳品。

◎其他功效

鳝鱼中含有丰富的DHA和卵磷脂，它是构成人体各器官组织细胞膜的主要成分，而且是脑细胞不可缺少的营养，具有增强记忆作用。它所含的特种物质"鳝鱼素"能降低血糖和调节血糖。鳝鱼维生素A的含量高得惊人，可增进视力。常吃鳝鱼有很强的补益的功能，特别对身体虚弱、病后以及产后之人更为明显。它的血还可以治疗口眼歪斜。中医认为，它有补气养血、温阳健脾、滋补肝肾、祛风通络等医疗保健功能。

◎营养师健康提示

吃鳝鱼最好是现杀现烹，死鳝不宜食用。鳝鱼虽好，也不宜食之过量，否则不仅不易消化，而且还可能引发旧症。

◎选购

头粗尾细、圆而细长、色泽黄褐、

腹部灰白、头大、口大、唇厚、眼小、体滑无鳞，以4～5月份的最好。新鲜的鳝鱼，浑身黏液丰富，色黄褐而发亮，并不停游动。

◎适用量

每次50克。

◎总热量

89千卡（每100克中可食用部分）。

鳝鱼营养成分 （每100克可食用部分）

名称	含量	名称	含量
蛋白质	18克	膳食纤维	－
脂肪	1.4克	钙	42毫克
碳水化合物	1.2克	磷	206毫克
水分	78克	钾	263毫克
胆固醇	126毫克	钠	70.2毫克
维生素A	50毫克RE	镁	18毫克
维生素B$_1$	0.06毫克	铁	2.5毫克
维生素B$_2$	0.98毫克	锌	1.97毫克
维生素PP（尼克酸）	3.7毫克	铜	0.05毫克
维生素C	－	锰	2.22毫克
胡萝卜素	－		

◎ 可降糖的水果

猕猴桃

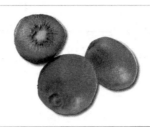

含有大量的天然糖醇类物质肌醇，有助于调节糖代谢。

猕猴桃又叫奇异果，很多人以为是新西兰特产，其实它的祖籍是中国，因猕猴喜食而得名，一个世纪以前才引入新西兰。

关于猕猴桃的药用价值，中国历代医书均有记载，认为它能"调中下气"，具有止渴健胃、清热利尿、润燥通便、增强人体免疫力的作用，适用于消化不良、食欲不振、呕吐及维生素缺乏等症。近代医学研究表明，常食猕猴桃，有降低胆固醇及甘油三酯的作用，对高血压、高血脂、肝炎、冠心病、尿道结石有预防和辅助治疗作用。

猕猴桃的病虫害少，一般无需使用农药，是极少数没有农药污染的无公害果品之一，这是维护人体健康的最佳保证。

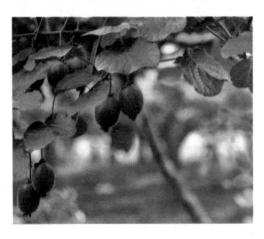

◎降糖功效

猕猴桃含有大量的天然糖醇类物质肌醇，肌醇作为细胞信号传递过程中的第二信使，在细胞内对激素和神经的传导效应起调节作用，对调节糖代谢有正效应。

猕猴桃降低胆固醇和甘油三酯的功效对糖尿病患者也很有帮助。

糖尿病患者会比常人更多地遭到自由基的侵害，猕猴桃含有的多样抗氧化剂对自由基有很好的抵制作用。

◎其他功效

猕猴桃中含有的血清促进素具有稳定情绪、镇静心情的作用，对防止抑郁症有一定功效。

猕猴桃含有较高的膳食纤维和多种维生素，对便秘、减肥和美容有一定功效。

◎营养师健康提示

猕猴桃性质寒凉，脾胃功能较弱的人食用过多，会导致腹痛腹泻。

由于猕猴桃中维生素C的含量颇高，易与奶制品中的蛋白质凝结成块，不但影响消化吸收，还会使人出现腹胀、腹痛、腹泻，故食用猕猴桃后一定不要马上喝牛奶或食用其他乳制品。

◎适用量

每日200克。

◎总热量

56千卡（每100克中可食用部分）。

猕猴桃营养成分 （每100克可食用部分）

名称	含量	名称	含量
蛋白质	0.8克	维生素E	2.43毫克
脂肪	0.6克	钙	27毫克
碳水化合物	14.5克	磷	26毫克
胆固醇	–	钾	144毫克
膳食纤维	2.6克	钠	10毫克
维生素A	22微克	镁	12毫克
胡萝卜素	130微克	铁	1.2毫克
维生素B$_1$	0.05毫克	锌	0.57毫克
维生素B$_2$	0.02毫克	硒	0.28微克
烟酸	0.3毫克	铜	1.87毫克
维生素C	62毫克	锰	0.73毫克

◎可降糖的水果

苹果

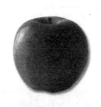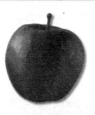

所含的果胶，能防止胆固醇增高，减少血糖的含量。

又名柰、频婆，为蔷薇科乔木植物苹果的成熟果实，原产于欧洲。苹果的种类很多，有红香蕉苹果、红富士苹果、黄香蕉苹果等。苹果是世界上栽种最多，产量最高的水果之一。苹果是营养丰富的大众化水果，苹果表面光洁，色泽鲜艳，清香宜人，味甘甜、略带酸味。

◎**降糖功效**

苹果所含的果胶，能防止胆固醇增高，减少血糖的含量，所以适量食用苹果对防治糖尿病有一定的作用。此外，苹果中的可溶性纤维能调节机体血糖水平，预防血糖骤升骤降，对病情控制有一定的作用。

◎**其他功效**

苹果性凉，味甘，有润肺、健胃、生津、止渴、止泻、消食、顺气、醒酒之功效。现代医学认为苹果对高血压的防治有

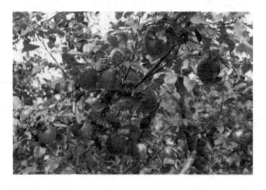

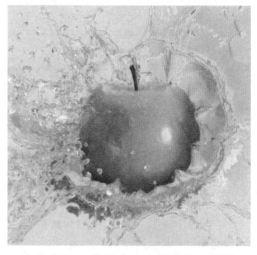

一定的作用。苹果中含有葡萄糖、果糖、蛋白质、脂肪、维生素C、维生素A、维生素E、磷、钙、锌及苹果酸、柠檬酸、酒石酸和钾、钠等。适宜慢性胃炎、消化不良、气滞不通者食用；适宜慢性腹泻、神经性结肠炎之人食用；适宜便秘者食用；适宜高血压、高脂血症和肥胖症患者食用，苹果能防止胆固醇增高；适宜饮酒之后食用，可起到解酒效果；适宜癌症患者食用；适宜贫血之人和维生素C缺乏者食用。

苹果主要含碳水化合物，其中大部分是糖，还含有鞣酸、有机酸、果胶、纤维素、B族维生素、维生素C及微量元素。中老年人常吃苹果有好处，不仅能止泻，对高血压

病也有显著的预防效果。苹果具有预防癌症的特殊作用，苹果中含有大量的纤维素，常吃苹果，可以使肠道内胆固醇含量减少，粪便量增多，缩短排便时间，能够减少直肠癌的发生。苹果中的钾，能与体内过剩的钠结合，使之排出体外，所以，食入过多盐分时，可多吃苹果以解除。

◎营养师健康提示

脾胃虚寒、腹痛腹泻者不宜多吃。

◎选购

光亮带白粉、外表苍老的为优质苹果。以个大适中、果皮薄细、光泽鲜艳、果肉脆嫩、汁多味香甜、无虫眼及损伤的为佳。

◎适用量

每次1个。

◎总热量

57千卡（每100克中可食用部分）。

苹果营养成分（每100克可食用部分）

名称	含量	名称	含量
蛋白质	0.4克	维生素E	0.21毫克
脂肪	0.1克	钙	2毫克
碳水化合物	14.3克	磷	4毫克
胆固醇	–	钾	–
膳食纤维	0.8克	钠	2.3毫克
维生素A	10微克	镁	3毫克
胡萝卜素	10微克	铁	0.2毫克
维生素B$_1$	–	锌	0.02毫克
维生素B$_2$	–	硒	2.31微克
烟酸	–	铜	0.05毫克
维生素C	1.0毫克	锰	0.01毫克

◎ 可 降 糖 的 水 果

西瓜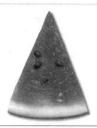

营养丰富且不含胆固醇，是安全营养的水果。

西瓜为葫芦科，西瓜属，一年生蔓性草本植物。全国各地均有栽培。夏季采收，洗净鲜用。表面平滑，皮色浓绿、浅绿、墨绿，常有各种条纹。瓤多汁而甜，深红、淡红、黄色或白色。果瓤含有丰富的矿物盐和多种维生素，是夏季主要的消暑果品。

◎降糖功效

西瓜几乎含有人体所需的各种营养成分，且不含脂肪和胆固醇，是安全营养的水果，当然也适合糖尿病患者食用，只是不能过量。西瓜皮白色部分的瓤具有比西瓜肉更佳的利尿作用，更是治疗糖尿病的佳品。

◎其他功效

西瓜性味甘淡、寒凉、无毒，入心、肺、脾、肾。具有消烦止渴、解暑清热、

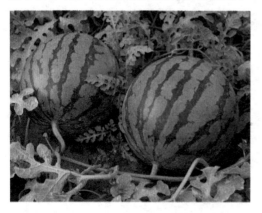

利水下气、解酒毒之功。主治口疮喉痹、口干、烦躁、暑热、血痢、小便不利、黄疸水肿、中暑内热。西瓜瓤含有多种氨基酸、葡萄糖、苹果酸、番茄素及维生素C等多种成分。可解暑祛热、消炎降压、利尿、降血压、减少胆固醇在动脉壁上的沉积。西瓜的汁液含丙氨酸、谷氨酸、精氨酸、苹果酸、磷酸、果糖、葡萄糖、蔗糖酶、甜菜碱、腺嘌呤、盐类（主要为钾盐）、番茄烃、维生素C以及钙、铁、磷、粗纤维等。据现代研究，西瓜所含的葡萄糖、盐类和蛋白酶有治疗肾炎和降低血压的作用。常吃西瓜还可使头发秀美稠密。

药用价值西瓜皮胜于西瓜，有解暑清热、止渴利尿作用。西瓜皮是削去西瓜内层柔软部分，又称西瓜翠衣，性凉味甘，能清暑解热，止烦渴，利小便。适宜夏季暑热烦闷、口干作渴、小便不利、口舌生疮，以及糖尿病者食用。

◎营养师健康提示

西瓜是生冷之品，吃多了易伤脾胃，所以，脾胃虚寒、消化不良、大便溏泄者少食为宜，多食则会腹胀、腹泻、食欲下降，还会积寒助湿，导致疾病。一次食

入西瓜过多，西瓜中的大量水分会冲淡胃液，引起消化不良和胃肠道抵抗力下降。

◎选购

选购表皮光滑、形状好看、呈浅绿色的，并且纹路明显、整齐，用手指轻轻弹拍，发出"咚、咚"的清脆声的。若购买已切开的西瓜，就要选购果肉多汁、颜色浓红的。

◎适用量

每日200克。

◎总热量

25千卡（每100克中可食用部分）。

西瓜营养成分 （每100克可食用部分）

名称	含量	名称	含量
蛋白质	0.6克	钙	8毫克
脂肪	0.1克	磷	9毫克
碳水化合物	5.8克	钾	87毫克
胆固醇	—	钠	3.2毫克
膳食纤维	0.3克	镁	8毫克
维生素A	75微克	铁	0.3毫克
维生素B$_1$	0.02毫克	锌	0.1毫克
维生素B$_2$	0.03毫克	硒	0.17微克
烟酸	0.2毫克	铜	0.05毫克
维生素C	6毫克	锰	0.05毫克
维生素E	0.1毫克		

◎ 可降糖的水果

樱桃

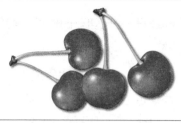

富含能够增加人体内部胰岛素的含量、降低血糖的花色素苷。

樱桃属于蔷薇科落叶乔木果树。樱桃成熟时颜色鲜红，玲珑剔透，味美形娇，营养丰富，医疗保健价值颇高，又有"含桃"的别称。 我国作为果树栽培的樱桃有中国樱桃、甜樱桃、酸樱桃和毛樱桃。樱桃成熟期早，有"早春第一果"的美誉。

◎ 降糖功效

樱桃中富含花色素苷，它能够增加人体内部胰岛素的含量，降低血糖，因而很适合糖尿病患者食用。

◎ 其他功效

抗贫血，促进血液生成：樱桃含铁量高，位于各种水果之首。铁是合成人体血红蛋白、肌红蛋白的原料，在人体免疫、蛋白质合成及能量代谢等过程中，发挥着重要的作用，同时也与大脑及神经功能、衰老过程等有着密切关系。常食樱桃可补充体内对铁元素量的需求，促进血红蛋白再生，既可防治缺铁性贫血，又可增强体质，健脑益智。

防治麻疹：麻疹流行时，给小儿饮用樱桃汁能够预防感染。樱桃核则具有发汗透疹解毒的作用。

祛风除湿，杀虫：樱桃性温热，兼具补中益气之功，能祛风除湿，对风湿腰腿疼痛有良效。樱桃树根还具有很强的驱虫、杀虫作用，可驱杀蛔虫、蛲虫、绦虫等。

收涩止痛：民间经验表明，樱桃可以治疗烧烫伤，起到收敛止痛、防止伤处起泡化脓的作用。同时樱桃还能治疗轻、重度冻伤。

养颜驻容：樱桃营养丰富，所含蛋白质、糖、磷、胡萝卜素、维生素C等均比苹果、梨高，尤其含铁量高，常用樱桃汁涂擦面部及皱纹处，能使面部皮肤红润嫩白，去皱消斑。

◎ 典籍记载

《滇南本草》载："治一切虚证，能大补元气，滋润皮肤。浸酒服之，治左瘫右痪，四肢不仁，风湿腰腿疼痛。"

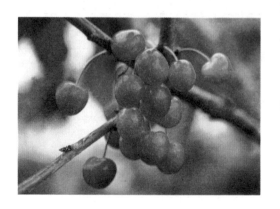

《本草药性大全》载："杀蛔虫有准，疗蛇毒尤良。"

《日用本草》说："其性属火，能发虚热咳嗽之疾，小儿尤忌。"

《名医别录》："主调中，益脾气。"

《备急千金要方》："樱桃味甘平，涩，调中益气，可多食，令人好颜色，美志性。"

◎营养师健康提示

樱桃因含铁多，再加上含有一定量的氰苷，若食用过多会引起铁中毒或氢氧化物中毒。轻度不适可用甘蔗汁来清热解毒。樱桃性温热，热性病及虚热咳嗽者不能吃。

◎选购

颜色鲜艳、红润、蒂呈绿色、果皮表面无虫眼为最佳。

◎适用量

每次5个（约30克）。

◎总热量

6千卡（每100克中可食用部分）。

樱桃营养成分 （每100克可食用部分）

名称	含量	名称	含量
蛋白质	1.1克	胡萝卜素	210毫克
脂肪	0.2克	钙	11毫克
碳水化合物	10.2克	磷	27毫克
水分	88克	钾	232毫克
胆固醇	–	钠	8毫克
维生素A	35毫克RE	镁	12毫克
维生素B$_1$	0.02毫克	铁	0.4毫克
维生素B$_2$	0.02毫克	锌	0.23毫克
维生素PP（尼克酸）	0.6毫克	铜	0.1毫克
维生素C	10毫克	锰	0.07毫克
膳食纤维	0.3克		

◎ 可降糖的水果

草莓

热量较低，食用后血糖不会急剧上升、增加胰岛的负担。

又名洋莓、红莓，原产欧洲，20世纪初传入我国而风靡华夏。草莓外观呈心形，其色鲜艳粉红，果肉多汁，酸甜适口，芳香宜人，营养丰富，故有"水果皇后"之美誉。

◎降糖功效

草莓的热量较低，食用后血糖不会急剧上升，增加胰岛的负担；此外，草莓含有丰富的维生素和微量元素，极易被人体吸收，具有辅助降糖的功效。因此，草莓也是适合糖尿病患者食用的水果。

◎其他功效

中医认为草莓性凉、味甘酸，有润肺生津、健脾和胃、补血益气、凉血解毒之功效。草莓富含氨基酸、果糖、蔗糖、葡萄糖、柠檬酸、苹果酸、果胶、胡萝卜

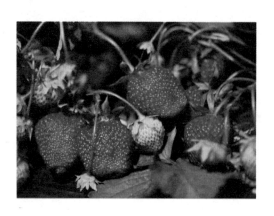

素、维生素B$_1$、维生素B$_2$、烟酸及矿物质钙、镁、磷、铁等，这些营养素对生长发育有很好的促进作用，对老人、儿童大有裨益。

每百克草莓含维生素C50～100毫克，比苹果、葡萄高10倍以上。科学研究业已证实，维生素C能消除细胞间的松弛与紧张状态，使脑细胞结构坚固、皮肤细腻有弹性，对脑和智力发育有重要影响。饭后吃一些草莓，可分解食物脂肪，有利消化。同时，维生素C还能阻碍致癌物质亚硝胺在体内的生成，破坏癌细胞增生时产生的某些酶活性，具有一定的防癌、抗癌功效。

草莓还有较高的药用和医疗价值。从草莓植株中提取出的"草莓胺"，治疗白血病、障碍性贫血等血液病有较好的疗效。草莓味甘酸、性凉、无毒，能润肺、生津、利痰、健脾、解酒、补血、化脂，对肠胃病和心血管病有一定防治作用。据记载，服饮鲜草莓汁可治咽喉肿痛、声音嘶哑症。食用草莓，对积食胀痛、胃口不佳、营养不良或病后体弱消瘦，是极为有益的。

在广州一带有一种野生地锦草莓，当地人将其茎叶捣碎用来敷疗疮有特效，敷

蛇咬、烫伤、烧伤等也很奏效。

草莓汁还有滋润营养皮肤的功效，用它制成各种高级美容霜，对减缓皮肤出现皱纹有显著效果。

据测定，每100克草莓果肉中含糖8～9克、蛋白质0.4～0.6克，维生素C 50～100毫克，比苹果、葡萄高7～10倍。而它的苹果酸、柠檬酸、维生素B_1、维生素B_{12}，以及胡萝卜素、钙、磷、铁的含量也比苹果、梨、葡萄高3～4倍。台湾人把草莓称为"活的维生素丸"，德国人把草莓誉为"神奇之果"，可见是不无道理的。草莓的营养成分容易被人体消化、吸收，多吃也不会受凉或上火，是老少皆宜的健康食品。

◎营养师健康提示

草莓中含草酸钙较多，泌尿系统结石的病人不宜多吃。

◎选购

以色泽鲜亮、有光泽、颗粒大、清香浓郁的为优。

◎总热量

6千卡（每100克中可食用部分）。

草莓营养成分 （每100克可食用部分）

名称	含量	名称	含量
蛋白质	1克	膳食纤维	1.1克
脂肪	0.2克	钙	18毫克
碳水化合物	7.1克	磷	27毫克
水分	91.3克	钾	131毫克
胆固醇	—	钠	4.2毫克
维生素A	5毫克RE	镁	12毫克
维生素B_1	0.02毫克	铁	1.8毫克
维生素B_2	0.03毫克	锌	0.14毫克
维生素PP（尼克酸）	0.3毫克	硒	0.7微克
维生素C	47毫克	铜	0.04毫克
胡萝卜素	30毫克	锰	0.49毫克

◎ 可降糖的水果

柚子

鲜柚子果肉中含有胰岛样成分，有降低血糖的功效。

柚子又名文旦、香抛，是产于广西、广东、福建等南方地区的水果，以广西沙田柚为上品。它味道酸甜，略带苦味，含有丰富的维生素C及大量其他营养成分，是医学界公认的最具食疗价值的水果之一。

◎ 降糖功效

研究发现，新鲜柚子果肉中含有胰岛样成分，有降低血糖的功效。它含有丰富的维生素C，可抑制醛糖还原酶，预防糖尿病微血管并发症的发生。其所含果胶可降低低密度脂蛋白的水平，减少动脉壁的损坏程度。因此，柚子是糖尿病患者的首选水果。

◎ 其他功效

中医药学认为，柚子味甘、酸，性寒，有健胃化食、下气消痰、轻身悦色等功效。现代医药学研究发现，柚肉中含有非常丰富的维生素C以及类胰岛素等成分，故有降血糖、降血脂、减肥、美肤养颜等功效。经常食用，对高血压、糖尿病、血管硬化等疾病有辅助治疗作用，对肥胖者有健体养颜功能。柚子不但营养价值高，而且还具有健胃、润肺、补血、清肠、利便等功效，可促进伤口愈合，对败血病等

症有良好的辅助疗效。此外，由于柚子含有生理活性物质皮苷，所以可降低血液的黏滞度，减少血栓的形成，故而对脑血管疾病，如脑血栓、中风等也有较好的预防作用。

◎ 营养师健康提示

近代曾有学者报道，在柚子的新鲜果汁中，含有胰岛素样成分，能降低血糖，所以主张糖尿病人可取鲜柚果汁饮用，借以治疗糖尿病。不过柚子本身含有丰富的糖，凡糖尿病人血糖过高者，还是谨慎食用为妥。

服避孕药的女性应忌食。美国一项研究显示，柚子对避孕药的影响最为突出。专家称："如果服用了避孕药的妇女，在性生活后食用1～2个柚子，或者直接用一大杯柚子汁送服避孕药，那么她就有可能成为一名母亲，原因就在于柚子阻碍了女性对避孕药的吸收。"

柚子性寒，脾虚泄泻的人吃了柚子会腹泻，故身体虚寒的人不宜多吃。

高血压患者服药莫吃柚子。专家建议，在服用降压药期间，不要吃柚子或饮用柚子汁，否则可产生血压骤降等严重的

毒副反应。

柚子中含有一种不知名的活性物质,对人体肠道的一种酶有抑制作用,使药物正常代谢受到干扰,令血液浓度明显增高。影响肝脏解毒,使肝功能受到损害,还可能引起其他不良反应,甚至发生中毒。

服抗过敏药时吃柚子,病人轻则会出现头昏、心悸、心律失常、心室纤维颤动等症状,严重的还会导致猝死。抗过敏药包括冠心病常用的钙离子拮抗剂、降血脂药,消化系统常用的西沙必利及含咖啡因的解热镇痛药物等。

另外柚子中含有大量的钾,肾病患者服用要在医生指导下才可以。

◎选购

挑选柚子时最好选择上尖下宽的标准型,以表皮薄而光润、色泽呈淡绿或淡黄的为佳。

◎适用量

每次50克。

◎总热量

61千卡(每100克中可食用部分)。

柚子营养成分 （每100克可食用部分）

名称	含量	名称	含量
蛋白质	0.8克	胡萝卜素	10毫克
脂肪	0.2克	钙	4毫克
碳水化合物	9.5克	磷	24毫克
水分	89克	钾	119毫克
胆固醇	-	钠	3毫克
维生素A	2毫克RE	镁	4毫克
维生素B$_1$	-	铁	0.3毫克
维生素B$_2$	0.03毫克	锌	0.4毫克
维生素PP（尼克酸）	0.3毫克	硒	0.7毫克
维生素C	23毫克	铜	0.18毫克
膳食纤维	0.4克	锰	0.08毫克

◎ 可降糖的水果

山楂

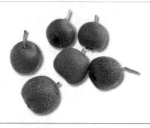

能活血通脉、降低血脂、抗动脉硬化、改善心脏活力等。

山楂又名山里红、胭脂红、红果、酸楂，为蔷薇科，山楂属植物山楂或野山楂的果实，落叶乔木。为我国特有的果树，已有3000多年的栽培历史。主产于山东、河南、江苏、浙江等地。

◎**降糖功效**

山楂能活血通脉、降低血脂、抗动脉硬化，改善心脏活力，兴奋中枢神经系统，有良好的预防糖尿病血管并发症的作用。

◎**其他功效**

山楂富含解脂酶，可促进脂肪类食物的消化，促进胃液分泌，增加胃内酶素，有助于胆固醇转化。所含牡荆素能抗癌，抑制癌细胞在体内的生长、增殖和浸润转移；所含槲皮苷能扩张血管、促进气管纤毛运动、排痰平喘。

◎**典籍记载**

《本草经疏》："山楂，《本经》云味酸气冷，然观其能消食积，行瘀血，则气非冷矣。有积滞则成下痢，产后恶露不尽，蓄于太阴部分则为儿枕痛。山楂能入脾胃消积滞，散宿血，故治水痢及产妇腹中块痛也。大抵其功长于化饮食，健脾胃，行结气，消瘀血，故小儿产妇宜多食之。《本经》误为冷，故有洗疮痒之用。"

《本草通玄》："山楂，味中和，消油垢之积，故幼科用之最宜。若伤寒为重症，仲景于宿滞不化者，但用大、小承气，一百一十三方中并不用山楂，以其性缓不可为肩弘任大之品。核有功力，不可去也。"

《本草求真》："山楂，所谓健脾者，因其脾有食积，用此酸咸之味，以为消磨，俾食行而痰消，气破而泄化，谓之为健，止属消导之健矣。至于儿枕作痛，力能以止；痘疮不起，力能以发；犹见通瘀运化之速。有大小二种，小者入药，去皮核，捣作饼子，日干用。出北地，大者良。"

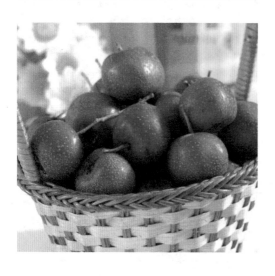

◎营养师健康提示

胃酸过多、消化性溃疡者忌服用。健康的人食用山楂也应有节制。凡脾胃虚弱者忌食山楂；患有龋齿者，不宜多食山楂；服用人参或西洋参期间，忌食山楂。

妊娠妇女、患习惯性流产和先兆流产者，忌食山楂，以免伤胎坠胎。

◎选购

优质的山楂果形整齐端正，无畸形，果实个大且均匀，果皮新鲜红艳，有光泽，无皱缩，没有干疤虫眼或外伤，并具有清新的酸甜滋味。而劣质的山楂则皮色青暗，没有光泽，表皮皱缩，有虫眼、干疤或皱皮，果肉干硬或散软。

◎适用量

每日5个左右。

◎总热量

95千卡（每100克中可食用部分）。

山楂营养成分 （每100克可食用部分）

名称	含量	名称	含量
蛋白质	0.5克	钙	52毫克
脂肪	0.6克	磷	24毫克
碳水化合物	25.1克	钾	299毫克
胆固醇	—	钠	5.4毫克
膳食纤维	3.1克	镁	19毫克
维生素A	17微克RE	铁	0.9毫克
胡萝卜素	100微克	锌	0.28毫克
维生素B$_1$	0.02毫克	硒	1.22微克
维生素B$_2$	0.02毫克	铜	0.11毫克
维生素C	53毫克	锰	0.24毫克
维生素E	2.12毫克		

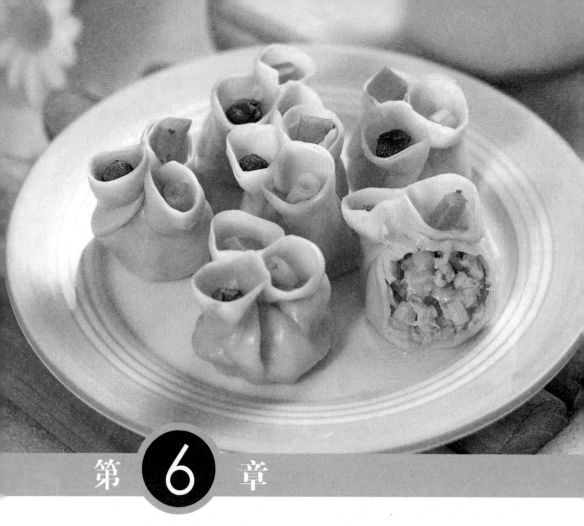

第 6 章

为糖尿病患者特制的65道美味菜肴

　　饮食既是糖尿病发生的源头，也是糖尿病能否被控制的关键。得了糖尿病，吃是大学问，该吃什么，不该吃什么，该怎么吃，甚至如何烹饪，这些都是必须注意的问题。在本章中，我们列出适合糖尿病患者的65道菜肴，让广大糖友在平时饮食中，不仅能吃得营养，也能享受到美味。

降糖调理菜

　　糖尿病人在饮食方面应以植物性食品为主、动物性食品为辅，应该多吃高纤维、有降糖作用的食物。合理清淡饮食，粗细搭配，讲究食物的多样化，才能达到补充维生素、降血脂、提高葡萄糖吸收率、帮助血糖稳定的目的。

洋葱炒芦笋

【原材料】洋葱150克、芦笋200克。

【调味料】盐5克、味精3克。

【做法】

①芦笋洗净，切成斜段；洋葱洗净，切成片。

②锅中加水烧开，下入芦笋段稍焯后捞出沥水。

③锅中加油烧热，下入洋葱爆炒香后，再下入芦笋稍炒，最后下入调味料炒匀即可。

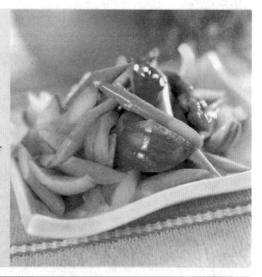

茄子红豆煨鲍鱼

【原材料】鲍鱼400克、茄子100克、百合50克、红豆50克、红椒片少许、芥蓝50克。

【调味料】盐5克、鸡精2克、蚝油5克、蒜头20克。

【做法】

①鲍鱼去壳、擦去底部黑色部分后洗净，入油锅中用慢火泡熟。

②茄子去蒂刨皮切块，红豆洗净，蒜头去皮入油锅炸成金色，芥蓝去头尾洗净切段，百合剥成片洗净；将茄子等素菜过沸水后，入锅稍炒，加鲜汤，调入盐、鸡精、蚝油，放入鲍鱼，用慢火煨熟入味即可。

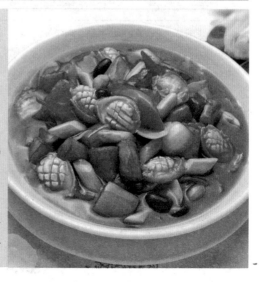

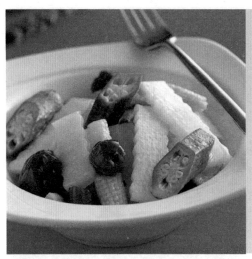

玉米笋炒山药

【原材料】山药100克、胡萝卜100克、秋葵100克、玉米笋100克、红枣20克。

【调味料】盐5克、味精3克。

【做法】

①山药削皮洗净切片，秋葵、玉米笋洗净斜切，胡萝卜削皮洗净切片，然后将上述材料放入滚水煮熟，捞起备用。红枣洗净，去子，放入滚水煮15分钟，捞起，沥干备用。

②起油锅，放入秋葵、玉米笋、胡萝卜拌炒，再加山药片、红枣及调味料拌匀即可。

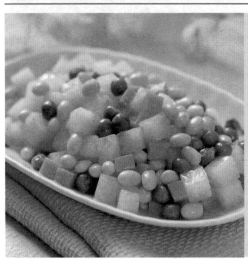

冬瓜双豆

【原材料】冬瓜200克、青豆50克、黄豆50克、胡萝卜30克。

【调味料】盐4克、味精3克。

【做法】

①冬瓜去皮，洗净，切粒；胡萝卜洗净切粒。

②将所有原材料下入沸水中稍焯烫，捞出沥水。

③起锅上油，加入冬瓜、青豆、黄豆、胡萝卜和所有调味料一起炒匀即可。

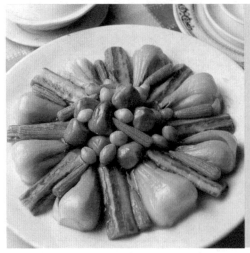

佛门四宝蔬

【原材料】上海青6棵、丝瓜1条、玉米笋12条、草菇100克、白果肉50克。

【调味料】味精3克、盐2克、蚝油5克、上汤150克、水淀粉适量。

【做法】

①将上海青洗净对半切开；丝瓜洗净切成2厘米×5厘米的条。

②将所有洗净的原材料焯水，装入盘中。

③锅上火，倒入上汤，加入味精、盐、蚝油，煮沸后用水淀粉勾芡，淋入菜上即可。

红果大白菜

【原材料】大白菜500克、枸杞20克。

【调味料】盐5克、鸡精3克、上汤适量、水淀粉15克。

【做法】

①将大白菜洗净切片；枸杞入清水中浸泡后洗净。

②锅中倒入上汤煮开，放入大白菜煮至软，捞出放入盘中。

③汤中放入枸杞，加盐、鸡精调味，用水淀粉勾芡，淋入油，浇淋在大白菜上即成。

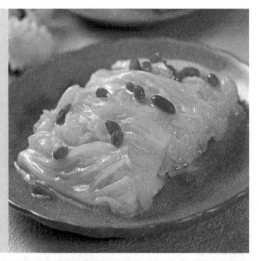

植物四宝

【原材料】冬笋100克、蘑菇100克、胡萝卜100克、青萝卜100克。

【调味料】盐4克，白糖、味精各2克，淀粉3克。

【做法】

①冬笋去壳取肉，洗净切菱形块；蘑菇洗净切片；胡萝卜和青萝卜也洗净切成菱形块；所有原料在开水锅中煮一下，再用凉水浸泡。

②锅置火上，放油烧热，倒入冬笋炒一会，再将其余三种原料倒入炒5分钟后，加开水，用小火烧至萝卜烂透，加入调味料再烧至入味，用淀粉勾芡，再淋入熟油即成。

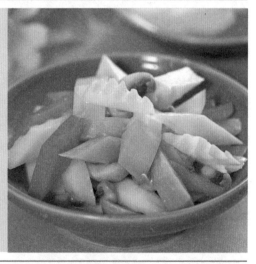

凉拌苦瓜

【原材料】苦瓜500克、红椒10克。

【调味料】盐2克、味精2克、生抽3克、陈醋5克、辣椒油5克、麻油5克、花生油10克、蒜蓉10克。

【做法】

①将苦瓜洗净切成条状，红椒切丝，然后将这两种材料放入锅中，用开水焯1分钟后捞起，再放进冷水中泡冷，捞起沥干水分。

②将沥干水的苦瓜、红椒丝加入所有调味料拌匀即可。

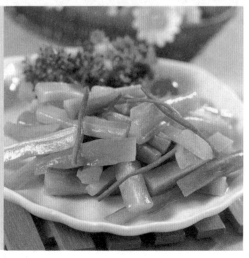

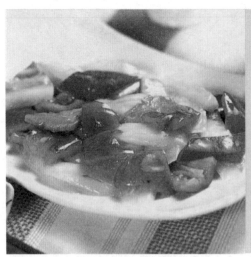

青椒炒黄瓜

【原材料】黄瓜200克、青椒100克、红椒20克。

【调味料】盐6克、味精3克。

【做法】

①黄瓜洗净，切成斜刀片；青椒、红椒洗净，切成大片。

②锅中加水烧沸，下入黄瓜片、青椒片、红椒片焯水后捞出。

③将所有原材料下入油锅中，加入调味料爆炒2分钟即可。

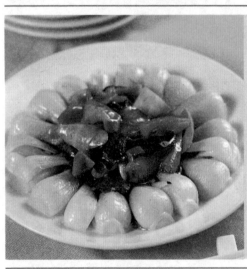

双冬菜心

【原材料】上海青500克，冬菇、冬笋肉各50克。

【调味料】盐5克、味精2克、蚝油10克、老抽5克、糖5克、淀粉少许、麻油少许。

【做法】

①上海青洗净，入沸水中焯烫；锅中加少许油烧热，放入上海青翻炒，调入盐、味精，炒熟盛出，摆盘成圆形。

②冬菇、冬笋洗净，入沸水中焯烫，加蚝油、水，调入老抽、盐、味精、糖焖5分钟，用淀粉勾芡，调入麻油，盛出放在摆有上海青的碟中间即可。

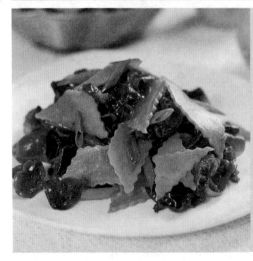

胡萝卜烩木耳

【原材料】胡萝卜100克、木耳100克。

【调味料】盐3克、糖3克、生抽5克、鸡精3克、料酒5克、姜片5克。

【做法】

①木耳用冷水泡发洗净；胡萝卜洗净切片。

②锅置火上倒油，待油烧至七成热时，放入姜片煸炒，随后放木耳稍炒一下，再放胡萝卜片。

③再依次放入料酒、盐、生抽、糖、鸡精，炒匀即可。

腐竹银芽黑木耳

【原材料】腐竹150克，绿豆芽、黑木耳各100克。

【调味料】花生油20克、香油6克、盐5克、味精2克、水淀粉15克、汤200毫升、姜10克。

【做法】

①锅中注水烧开，放绿豆芽焯烫，捞出沥水；另起锅，加油烧热，放入姜末、绿豆芽、黑木耳煸炒几下。

②加入汤、盐、味精、腐竹，用小火烧3分钟，再转大火收汁，用水淀粉勾芡，淋入香油即可。

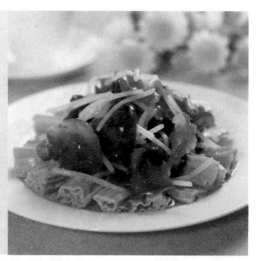

萝卜泥拌豆腐

【原材料】嫩豆腐1块、银鱼50克、萝卜1段。

【调味料】酱油10克、葱1根。

【做法】

①萝卜削皮洗净，磨成泥，稍微挤干水分。

②葱洗净切细。

③豆腐盛盘，上铺萝卜泥、银鱼，撒上葱花，淋上酱油即成。

【营养功效】此菜有清肝健胃、止咳化痰、促进消化、补强解毒作用，对糖尿病也有一定的预防作用。

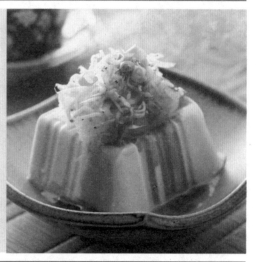

春笋枸杞肉丝

【原材料】瘦猪肉150克、枸杞15克、春笋200克。

【调味料】料酒、白糖、酱油、味精、麻油、盐各适量。

【做法】

①猪肉洗净切丝；春笋剥去壳洗净，先入开水锅中烫熟，捞出后切丝；枸杞用清水漂洗；炒锅下油烧热，放肉丝，煸炒片刻。

②加入笋丝，烹入料酒、白糖、酱油、盐、味精，再放入枸杞翻炒几下，淋入少许麻油，即可起锅。

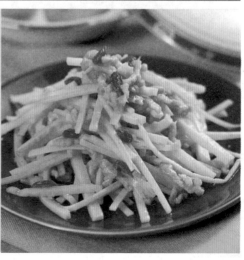

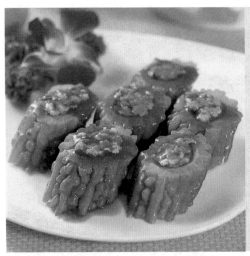

香菇瘦肉酿苦瓜

【原材料】苦瓜250克,瘦猪肉200克,蛋1个,虾、香菇各适量。

【调味料】盐、味精、酱油、葱花、姜末、淀粉各适量。

【做法】

①苦瓜洗净,切筒去瓤核,放沸水内焯透,捞出挤干水;猪肉、虾、香菇洗净剁蓉,加蛋、调味料调成馅;将苦瓜填馅,两端用淀粉封口。

②油烧热,下入苦瓜炸至金色,捞出竖在碗内,入笼蒸透,出笼后,将蒸汁倒入锅内,调好味,浇在苦瓜上即成。

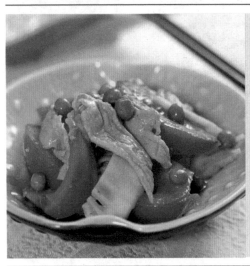

西红柿肉片

【原材料】瘦猪肉300克、豌豆15克、冬笋25克、西红柿1个、鸡蛋液20克。

【调味料】盐6克,绍酒10克,白糖3克,水淀粉50克,葱花、姜末各适量,番茄酱15克。

【做法】

①冬笋洗净切成梳状片;西红柿洗净切块;猪肉洗净切片,加盐、绍酒、鸡蛋液、淀粉浆拌均匀;净锅上火,倒入油烧热,下入浆好的肉片滑散,捞出沥油。

②锅内留油,用葱花、姜末炝锅,下西红柿块、番茄酱炒至鲜亮,烹绍酒,添汤,加盐、白糖,待汤沸用水淀粉勾芡,至呈浓稠状,下豌豆、冬笋及肉片,翻炒均匀,淋明油即成。

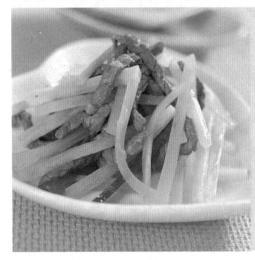

莴笋牛肉丝

【原材料】莴笋300克,牛肉200克。

【调味料】盐5克,酱油、料酒各适量。

【做法】

①将莴笋去皮洗净切成丝;牛肉洗净切成丝,用酱油与料酒浸泡半小时。

②锅中下油烧热后,放入牛肉丝,用大火快炒约40秒。

③再放入莴笋丝炒约2分钟,调入盐即可。

【营养功效】这道菜可降低血糖、促进排尿、降低血压。

玉米炒蛋

【原材料】玉米粒150克、鸡蛋3个、火腿4片、青豆少许、胡萝卜半个。

【调味料】盐5克、水淀粉4克、葱2根。

【做法】

①胡萝卜洗净切粒，与玉米粒、青豆同入沸水中煮熟，捞出沥干水分；蛋放入碗中打散，并加入盐和水淀粉调匀；火腿切粒；葱洗净，葱白切段，葱叶切花。

②锅内注油，倒入蛋液，见其凝固时盛出；锅内再放油炒葱白，接着放玉米粒、胡萝卜粒、青豆和火腿粒，炒香时再放蛋块，并加盐调味，炒匀盛出时撒入葱花即成。

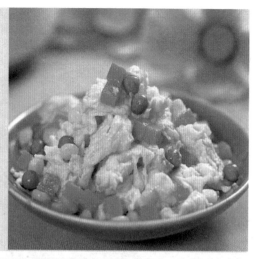

鲫鱼炖西兰花

【原材料】鲫鱼1条、西兰花120克。

【调味料】胡椒粉、盐、鸡精、香油各少许，生姜10克。

【做法】

①鲫鱼宰杀，去鳞、鳃及内脏，用盐水浸泡5分钟后洗净；西兰花去粗梗洗净，掰成朵；生姜去皮洗净切片。

②煎锅上火，烧热油，用生姜炝锅，放入鲫鱼煎至两面呈金黄色。

③加适量水，煮30分钟，下香油、西兰花煮熟，撒入胡椒粉，用盐、鸡精调味即成。

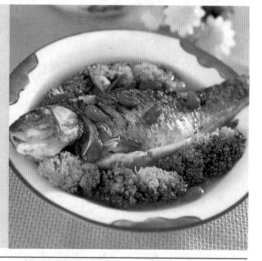

虾米冬瓜

【原材料】冬瓜250克、虾米15克。

【调味料】味精3克、盐3克、高汤250克、熟油10克、葱1克。

【做法】

①冬瓜去皮洗净，切成约5厘米长、1厘米厚的片；虾米用温水洗去灰沙；葱洗净切花。

②将高汤倒入锅内，在旺火上烧开，加入冬瓜、虾米和精盐，烧20分钟左右。

③待冬瓜煮熟，加入葱花、味精和熟油即可。

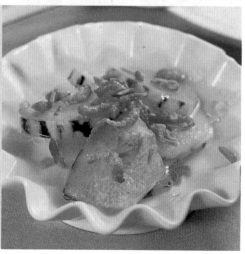

降糖调理汤

汤是餐桌上不可缺少的佳肴，同时，汤以其特有的保健功效，得到了营养学家们的赞许。糖尿病患者实际上与健康人一样，三大营养物质脂肪、蛋白质和糖摄入的比例要合理。他们喝汤只要搭配合理、正确饮用，汤水中富含的各种营养物质就可以让身体均衡吸收、促进血糖的降低。

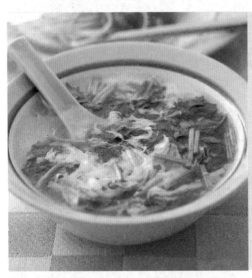

蔬菜蛋花汤

【原材料】鸡蛋1个、绿色叶菜40克。

【调味料】香油3克、盐适量、味精少许。

【做法】

①绿色叶菜洗净，切5厘米长段，备用；鸡蛋打散，备用。

②将水放入锅中，开大火，待水沸后加入叶菜，再将打散的鸡蛋加入煮成蛋花，再煮沸，调入盐、味精，淋入香油即可。

【特别提示】当你感到做的汤咸时，不妨往汤里加几片西红柿，这样咸味会明显减轻。

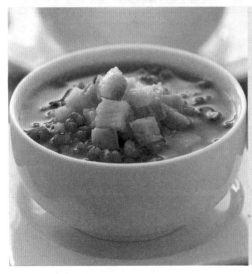

山药绿豆汤

【原材料】新鲜紫山药140克、绿豆100克。

【调味料】砂糖10克。

【做法】

①绿豆泡水至膨胀，沥干水分后放入锅中，加入清水，以大火煮沸，再转小火续煮40分钟至绿豆完全软烂，加入砂糖搅拌至融化后熄火。

②山药去皮洗净切小丁；另外准备一锅滚水，放入山药丁煮熟后捞起，与绿豆汤混合即可食用。

【特别提示】煮绿豆汤时，水滚后，加点冷水，反复几次，可以使绿豆早点开花。

银白芽丝汤

【原材料】黄豆芽150克、西红柿1个、蟹柳2根。

【调味料】姜2片、盐3克、胡椒粉2克。

【做法】

①西红柿去蒂，洗净切丁；黄豆芽洗净备用。

②蟹柳用冷开水冲洗，剥成细丝。

③锅内加水煮开，放入西红柿丁、黄豆芽续煮至西红柿略为散开，最后加入盐、蟹柳丝、胡椒粉、姜片即可。

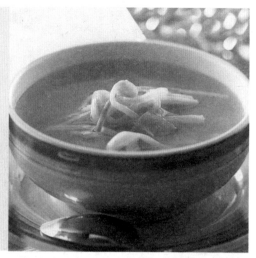

冬瓜桂笋素肉汤

【原材料】素肉块35克、冬瓜100克、桂竹笋100克、黄柏10克、知母10克。

【调味料】盐2克、香油5克。

【做法】

①素肉块放入清水中浸泡至软化，取出挤干水分备用；冬瓜、笋洗净切块。

②将药材放入棉布袋与清水600毫升置入锅中，以小火煮沸。

③再加入素肉块、冬瓜、桂竹笋混合煮沸，约2分钟后关火，加入盐、香油，取出棉布袋即可食用。

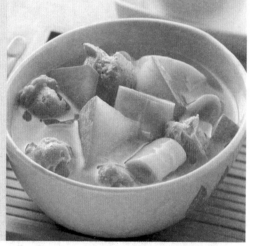

豆腐鲜汤

【原材料】豆腐2块、草菇150克、西红柿1个。

【调味料】香油8克、盐4克、味精3克、生抽5克、胡椒粉3克、葱1根、姜1块。

【做法】

①将豆腐洗净后切成片状；西红柿洗净切片；葱洗净切成葱花；姜洗净切片；草菇洗净。

②锅中水煮沸后，放入豆腐、草菇、姜片，调入盐、香油、胡椒粉、生抽、味精煮熟。

③再下入西红柿煮约2分钟后，撒上葱花即可。

【特别提示】豆腐要嫩的，煮出来的汤才鲜。

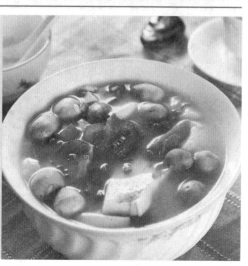

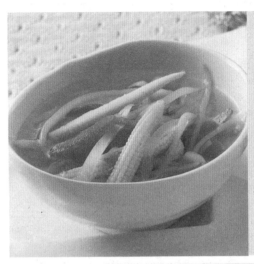

什锦蔬菜汤

【原材料】白萝卜200克、西红柿250克、玉米笋100克、绿豆芽15克、紫苏10克、白术10克。

【调味料】盐3克。

【做法】

①将紫苏、白术与清水800毫升置锅中，以小火煮沸，滤取药汁备用。

②白萝卜去皮洗净，刨丝；西红柿去蒂洗净，切片；玉米笋洗净切片；绿豆芽择洗净。

③药汁放入锅中，加入全部蔬菜煮沸，放入盐调味即可。

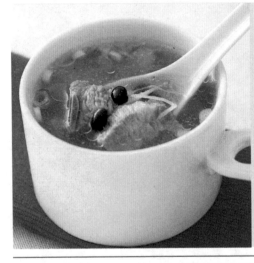

黑豆排骨汤

【原材料】黑豆50克、猪小排100克。

【调味料】葱花、姜丝、盐各少许。

【做法】

①将黑豆、猪小排洗净。

②将适量水放入锅中，开中火，待水开后放入黑豆及猪小排、姜丝熬煮。

③待食材煮软至熟后，加入盐调味，再撒上葱花即可。

【营养功效】常饮此汤好处多多，可预防肥胖，还可减少患糖尿病的概率。

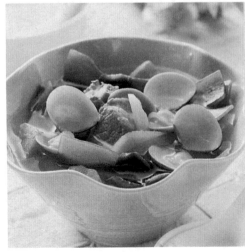

海带蛤蜊排骨汤

【原材料】海带结200克、蛤蜊300克、排骨250克、胡萝卜半根。

【调味料】姜1块、盐5克。

【做法】

①蛤蜊泡在淡盐水中，待其吐沙后，洗净，沥水；排骨入沸水中汆烫去血水，捞出冲净；海带结洗净；胡萝卜削皮，洗净切块；姜洗净，切片。

②将排骨、姜、胡萝卜先入锅中，加2000毫升水煮沸，转小火炖约30分钟，再下海带结续炖15分钟。

③待排骨熟烂，转大火，倒入蛤蜊，待蛤蜊开口，酌加盐调味即可。

香菇冬笋汤

【原材料】香菇1朵、排骨100克、冬笋50克。

【调味料】盐少许。

【做法】

①冬笋洗净，切片；香菇洗净，切片备用。

②排骨洗净，砍成小块，放入沸水中氽烫去除血水。

③锅中加入适量水烧沸，将冬笋、香菇、排骨放入，待水再沸后，转小火煮至排骨肉变软，起锅前调入盐，即可食用。

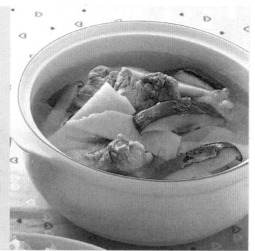

木瓜排骨汤

【原材料】木瓜300克、排骨600克。

【调味料】生姜5克、盐5克、味精3克。

【做法】

①将木瓜削皮去核，洗净切件；排骨洗净，斩件；姜洗净切片。

②木瓜、排骨、姜片同放入锅里，加清水适量，用大火煮沸后，改用文火煲2个小时。

③待熟后，调入盐、味精即可。

【特别提示】要获得最佳口味，必须先用油炒排骨，这样做出来的汤香浓四溢，色泽金黄。

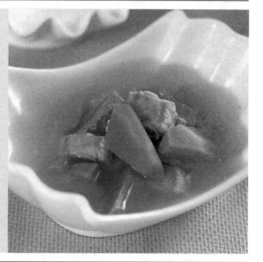

黄芪豆芽牛肉汤

【原材料】牛肉600克、黄豆芽200克、胡萝卜1根、黄芪15克。

【调味料】盐5克。

【做法】

①将牛肉洗净，切块，氽水后捞起；胡萝卜洗净，切块；黄豆芽掐去根须，冲净；黄芪冲净。

②锅中加1800毫升水烧开，将以上所有材料放入锅中炖煮，大火煮沸后，转小火炖约50分钟，加盐调味即可。

【营养功效】此汤具有增加胰岛素敏感性和降低血糖的作用。

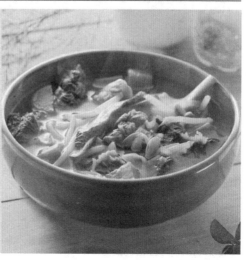

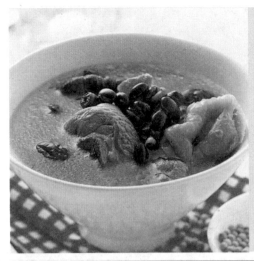

巴戟黑豆鸡汤

【原材料】巴戟天15克、黑豆100克、鸡腿150克。

【调味料】胡椒粒15克、盐5克。

【做法】

①将鸡腿剁块，放入沸水中氽烫，捞起洗净。

②将黑豆淘净，和鸡腿、巴戟天、胡椒粒一起放入锅中，加水至盖过材料。

③以大火煮开，转小火续炖40分钟，加盐调味即可食用。

【营养功效】常饮此汤可降低胆固醇水平，可以降低患糖尿病的概率。

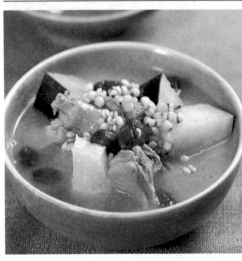

冬瓜薏米煲老鸭

【原材料】冬瓜200克，老鸭1只，红枣、薏米各少许。

【调味料】盐3克、胡椒粉2克、香油5克、姜10克。

【做法】

①冬瓜洗净，切块；鸭治净剁件；姜去皮，洗净切片；红枣泡发，洗净备用。

②锅上火，油烧热，爆香姜片；另锅加入适量清水，待水沸，下鸭煮至没有血水。

③将鸭转入砂钵内，放入姜片、红枣、薏米烧开后，用小火煲约60分钟，放入冬瓜，再煲至冬瓜熟软，调入盐、胡椒粉，淋入少许香油拌匀即可。

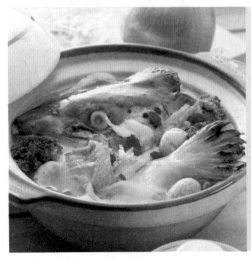

当归枸杞鱼头汤

【原材料】鲑鱼头1个、天麻10克、当归10克、枸杞15克、西兰花150克、蘑菇3朵。

【调味料】盐6克。

【做法】

①鱼头去鳞、鳃，洗净。

②西兰花撕去梗上的硬皮，洗净切小朵；蘑菇洗净，对切为两半。

③将天麻、当归、枸杞洗净，以1600毫升水熬至约剩1200毫升水左右，放入鱼头煮至将熟，加入西兰花和蘑菇煮熟，加盐调味即成。

冬瓜鱼片汤

【原材料】鲷鱼100克、冬瓜150克、黄连5克、知母5克、酸枣仁15克。

【调味料】盐3克、嫩姜丝10克。

【做法】

①鲷鱼洗净，切片；冬瓜去皮洗净，切片；全部药材放入棉布袋。

②以上全部材料与嫩姜丝放入锅，加入清水，以中火煮沸。

③取出棉布袋，加入盐调味后关火即可。

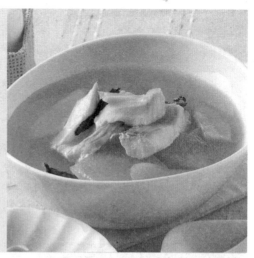

姜丝鲈鱼汤

【原材料】姜10克、鲈鱼1条。

【调味料】盐5克。

【做法】

①鲈鱼去鳞、鳃，去内脏，洗净，切成3段。

②姜洗净，切丝。

③锅中加水1200毫升煮沸，将鱼块、姜丝放入煮沸，转中火煮3分钟，待鱼肉熟嫩，加盐调味即可。

【营养功效】此汤具有补肝肾、化痰止咳之效，对糖尿病患者有很好的改善作用。

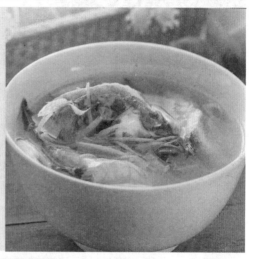

芦荟蛤蜊汤

【原材料】蛤蜊500克、芦荟叶2片。

【调味料】姜1小块、盐适量。

【做法】

①蛤蜊洗净杂质，以淡盐水浸泡，使其吐尽泥沙。

②芦荟削去边刺，冲净后将叶片削净，只取肉和汁；姜洗净，切丝。

③锅中加1200毫升水煮沸后，将以上所有材料一并加入，煮至蛤蜊开口，酌量加盐调味即成。

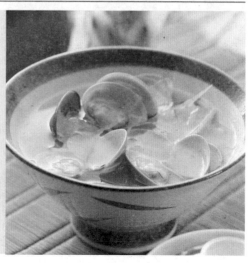

降糖调理粥

　　糖尿病人长期服用降糖西药，对于肝、肾均会造成损伤，还是采用食疗最为安全。而在食疗中又以粥疗最为简便、最易吸收，并且尤其适于老年糖尿病人。选取一些合适的食材，如燕麦、南瓜等，制作成粥给糖尿病人食用，可以明显改善糖尿病症状，达到均衡营养、增强体质的效果。

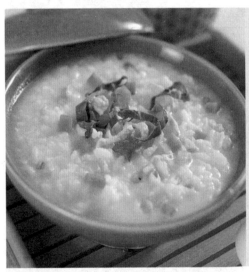

牛奶蔬菜粥

【原材料】白米100克，牛奶1000毫升，鸡胸肉100克，圆白菜、菠菜、胡萝卜、山药各30克。
【调味料】盐适量。
【做法】
①将白米洗净，加水煮滚后转小火熬煮，快成粥时再缓缓加入牛奶稍煮一下。
②圆白菜、菠菜、胡萝卜、山药均洗净切成粒。
③鸡胸肉洗净切丝，放入白米粥中，待粥及鸡肉都煮熟后，加入切碎的各种蔬菜，微煮一下即可起锅，熄火前再加盐调味即可。

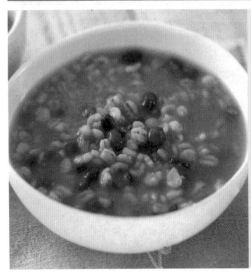

红豆燕麦粥

【原材料】红豆100克、燕麦片100克。
【调味料】白糖15克。
【做法】
①燕麦片洗净；红豆洗净，泡水。
②将泡软的红豆、燕麦片放入锅中，加入适量的水后用中火煮，水滚后，转小火，煮至熟透，再加入适量的糖调味即可。
【营养功效】此粥对控制餐后血糖急剧上升和预防糖尿病非常有效。

双莲粥

【原材料】莲子30克、莲藕60克、红米40克、糯米30克。

【调味料】红糖20克。

【做法】

①红米洗净、糯米洗净后泡水2小时以上；莲子冲水洗净；莲藕洗净后去皮切片。

②锅中放入红米、糯米、莲藕及适量水，用大火煮开后改用小火慢煮至米软。

③再放入莲子煮半小时，调入红糖即可。

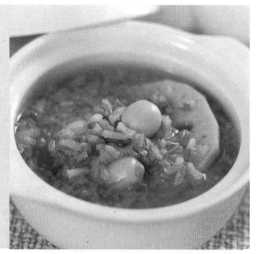

燕麦枸杞粥

【原材料】燕麦30克、米100克、枸杞10克。

【调味料】白糖3克。

【做法】

①将枸杞、燕麦泡发后，洗净。

②将燕麦、米、枸杞一起放入锅中，加水煮30分钟至成粥。

③调入白糖，继续煮至糖融即可。

【营养功效】常喝此粥可起到调节血糖和预防糖尿病的功效。

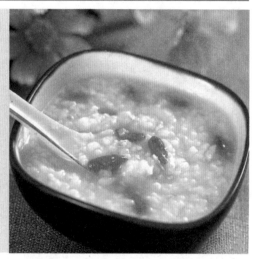

豌豆豆腐粥

【原材料】豌豆50克、胡萝卜半条、新鲜豆腐400克、粳米100克。

【调味料】盐适量。

【做法】

①所有材料洗净，胡萝卜、豆腐均切成丁。

②将胡萝卜丁和豆腐丁放入沸水中稍焯。

③所有材料入锅中，加适量水煮粥，至豌豆、胡萝卜彻底煮烂，加盐调味即可。

【营养功效】常喝此粥不仅能增加营养，还对糖尿病、高血压等病症有一定的疗效。

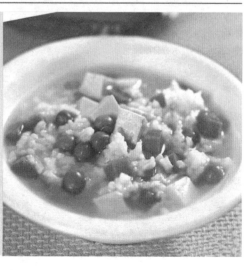

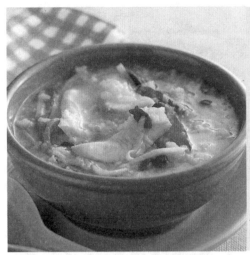

枸杞鱼片粥

【原材料】枸杞5克、鲷鱼30克、白饭100克、香菇丝10克、笋丝10克、高汤5克。

【做法】

①鲷鱼洗净，切薄片；枸杞泡温水备用。

②将香菇丝、高汤、笋丝、白饭放入煮锅，熬成粥状。

③加入枸杞、鲷鱼片煮熟即可食用。

【营养功效】常喝此粥能滋阴补肾、益气安神，对糖尿病、肺结核也有较好疗效。

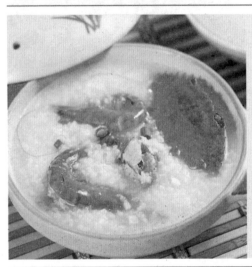

海鲜粥

【原材料】虾100克、蟹2只、米50克。

【调味料】盐3克、味精2克、葱15克、姜10克。

【做法】

①虾洗净，去泥肠；蟹洗净，斩块；葱择洗净，切花；姜去皮，洗净切末。

②米洗净，入煲中煲成粥。

③加入虾、蟹一起煮至熟，再放入葱花、姜末，调入调味料即可。

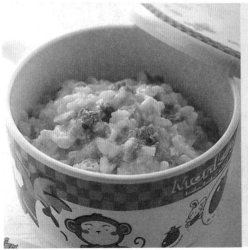

滑蛋牛肉粥

【原材料】牛绞肉30克、蛋1个、白粥1碗。

【调味料】盐适量。

【做法】

①蛋打散成蛋液备用。

②将白粥用小火煮滚，放入牛绞肉，煮至肉熟后倒入蛋液，等蛋熟透，调入盐即成。

【营养功效】此粥中铬的含量较高，常喝对糖尿病患者有辅助疗效。

降糖调理主食

　　糖尿病人在主食上应该遵循十二字原则：总量控制，少量多餐，粗细搭配。具体来说，糖尿病人在控制总热量的同时，也要注意保持营养均衡，从而控制好血糖、尿糖和血脂，使之达到或接近正常值，减缓糖尿病及其并发症的发生与发展。

素凉面

【原材料】手工拉面250克、西红柿1个、黄瓜1条、青菜10克。

【调味料】葱5克，盐、味精、红油、香油、芝麻酱、红醋各适量。

【做法】

①手工拉面入沸水中煮熟，捞出沥干水分，装盘。

②各材料均洗净，西红柿切片，黄瓜切丝，青菜入沸水焯熟，葱切花。

③盐、味精、红油、香油、芝麻酱、红醋调成料汁，浇入盘中，摆上西红柿片、黄瓜丝、青菜，撒上葱花即可。

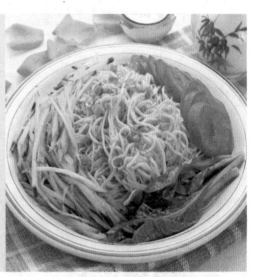

虾米葱油拌面

【原材料】干虾米25克、葱油15克、切面100克。

【调味料】生抽10克、小葱15克、黄酒适量。

【做法】

①先将干虾米加入黄酒中，入锅蒸30分钟；葱洗净切花。

②锅中油烧热，放入蒸好的虾米炸香，捞出沥油备用。

③切面入沸水中煮熟，调入葱油、干虾米、生抽，撒上葱花即可。

【特别提示】面条不宜煮太熟。

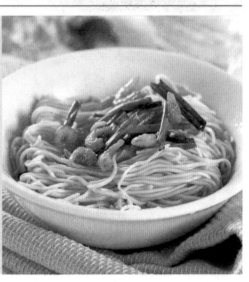

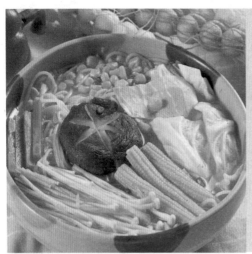

咖喱杂菜拉面

【原材料】拉面100克、金针菇50克、小玉米笋3根、胡萝卜少许、老人菇1个、圆白菜50克、玉米50克。

【调味料】盐3克、糖3克、咖喱粉10克、椰酱20克、鸡精2克、上汤250克。

【做法】

①圆白菜洗净切块；金针菇洗净；胡萝卜洗净切成条；老人菇洗净，打上花刀。

②将拉面放入开水中煮熟装入碗内待用；以上材料和剩余用料放入锅中焯熟。

③在面碗中注入上汤，加入调味料拌匀，再将所有原材料摆在面上即可。

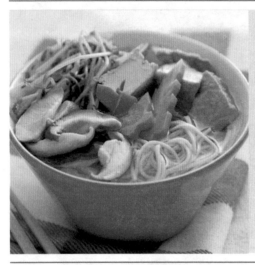

青蔬油豆腐汤面

【原材料】全麦拉面100克、小三角油豆腐70克、豌豆苗70克、鲜香菇20克、胡萝卜10克。

【调味料】盐适量、味精少许。

【做法】

①胡萝卜洗净，去皮，切小块；豌豆苗、鲜香菇、油豆腐等洗净，备用。

②将油豆腐、鲜香菇放入水中，开大火熬煮成汤头，待水滚后放入全麦拉面。

③待面条煮熟后再加入胡萝卜、豌豆苗煮至熟，最后加入盐、味精调味即可。

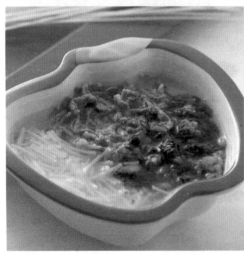

菠菜牛肉面线

【原材料】菠菜1根、牛肉丝30克、面线100克、大骨汤200克。

【调味料】盐适量。

【做法】

①菠菜洗净后切末；牛肉丝再切小段；面线用剪刀剪成1.5厘米长的段状，备用。

②将大骨汤放入锅中加热，再放入牛肉丝、菠菜一起煮熟，加盐调味。

③将面线放入滤网中，用水冲洗后放入锅中，等面线煮熟后即可。

【特别提示】面线先过水，可去除多余盐分。

八宝冬粉

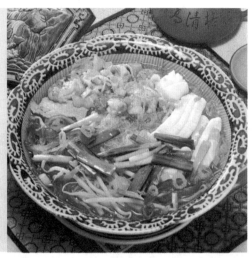

【原材料】冬粉 2 把、虾仁15克、墨鱼 1 只、五花肉片 6 片、木耳 2 朵、豆芽20克、韭菜20克、芹菜末10克。

【调味料】盐2克、胡椒粉少许、淀粉3克、酱油5克、味精3克、高汤1000克。

【做法】

①将肉片加盐、胡椒粉拌匀，放置备用。

②虾仁洗净，墨鱼切条，木耳切丝，韭菜切段，芹菜切末，豆芽沥水；冬粉泡软，剪成两段备用；虾仁和墨鱼调入盐及淀粉拌匀备用。

③锅中下高汤，加入酱油、味精煮开，再下备好的材料，待材料煮沸撒芹菜末、胡椒粉。

鱼肉水饺

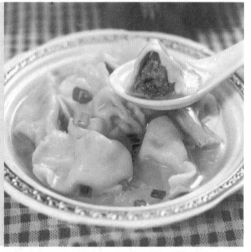

【原材料】水饺皮150克、鱼肉75克。

【调味料】盐2克、味精3克、胡椒粉少许、料酒少许、姜15克、葱20克。

【做法】

①鱼取中段去骨，加入料酒，剁成泥；姜、葱洗净切末；鱼肉泥加盐、味精、胡椒粉、姜末、葱末，用筷子拌匀成鱼肉酱。

②将水饺皮取出，包入鱼肉馅，做成木鱼状水饺生坯待用；锅中加水煮开，放入生水饺，用大火煮至水饺浮起时，加入一小勺水，煮至饺子再次浮起即可。

菠菜水饺

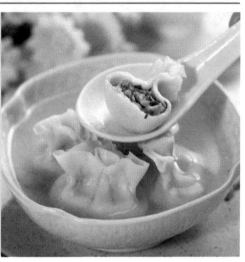

【原材料】肉馅250克、水饺皮500克、菠菜100克。

【调味料】盐3克、味精5克、糖5克、麻油3克、胡椒粉少许、花生油少许。

【做法】

①菠菜洗净切末，加入肉馅及盐、味精、糖、麻油、胡椒粉、花生油一起拌匀成馅。

②取一饺子皮，内放馅，将饺子皮的两角向中间折拢，然后将中间的面皮折成鸡冠形，再将鸡冠形面皮掐紧，即成生坯，将水饺生坯入沸水中煮熟即可。

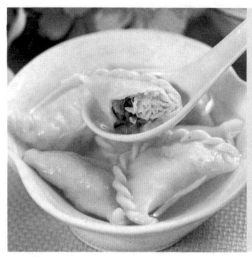

冬菜鸡蛋水饺

【原材料】鸡蛋2个、冬菜100克、水饺皮300克。

【调味料】味精3克、白糖3克、麻油3克、胡椒粉少许。

【做法】

①将鸡蛋打散煎成蛋皮，将煎好的蛋皮取出，切成蛋丝。

②蛋丝与冬菜内加入味精、糖、麻油、胡椒粉一起拌匀成馅料。

③取一饺子皮，内放20克的馅，将面皮对折，封口处捏紧，再将面皮边缘捏成螺旋形。

④将做好的饺子入沸水锅中煮熟即可。

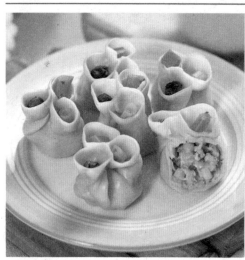

鱼肉大葱饺

【原材料】鱼肉300克、大葱100克、水饺皮500克。

【调味料】盐5克、味精6克、白糖8克、麻油少许、生抽少许、老抽少许。

【做法】

①大葱洗净切末；鱼肉洗净去鳞，剁成泥，加入葱末、盐、味精、白糖、麻油、生抽、老抽一起拌匀成馅。

②取一面皮，内放20克鱼肉馅，面皮对折包好，再包成三角形，面皮折好卷成三眼形，即成生坯。

③将生坯放入锅中蒸8分钟至熟即可。

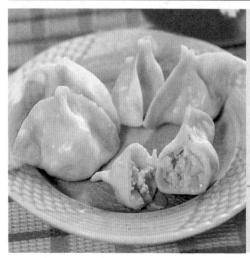

鸡肉芹菜饺

【原材料】鸡肉250克、芹菜100克、水饺皮500克。

【调味料】盐5克、味精5克、白糖8克。

【做法】

①鸡肉、芹菜分别洗净，剁碎，加入盐、味精、白糖一起拌匀。

②取一面皮，内放20克馅料，将面皮对折，用大拇指与食指捏住面皮，再将面皮捏紧，捏成饺子形。

③将做好的饺子入锅中蒸熟即可。

荞麦蒸饺

【原材料】荞麦面400克、西葫芦250克、鸡蛋2个、虾仁80克。

【调味料】盐5克、味精3克、五香粉5克、姜末5克、葱末6克。

【做法】

①荞麦面加水和成面团，下剂擀成面皮。

②虾仁洗净剁碎，鸡蛋打散入锅炒熟，西葫芦洗净切丝用盐腌一下，将全部材料加入盐、味精、五香粉、姜、葱和成馅料。

③取面皮包入适量馅料成饺子形，入锅蒸8分钟至熟即可。

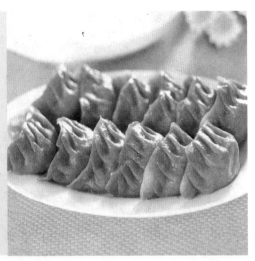

翠玉蒸饺

【原材料】菠菜500克、面粉500克、猪肉750克。

【调味料】盐1克、味精1克、胡椒粉少许、香麻油少许。

【做法】

①菠菜榨汁和面粉搅和在一起，搓成淡绿色面团；猪肉洗净剁碎和盐、味精、胡椒粉、香麻油调和拌成馅。

②把面团搓成条，擀成水饺皮形状，包入猪肉馅，包捏成饺子形状。

③上笼用旺火蒸熟即可。

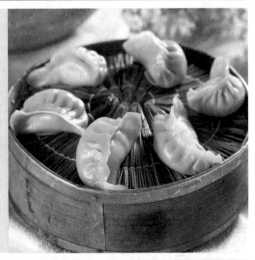

野菌鲜饺

【原材料】鲜肉200克、牛肝菌100克、虎掌菌100克、马蹄50克、面粉300克。

【调味料】精盐5克、味精3克、胡椒粉2克。

【做法】

①鲜肉洗净剁碎成肉末；牛肝菌、马蹄、虎掌菌洗净斩碎；面粉用水和匀，制成饺皮。

②把牛肝菌、虎掌菌、马蹄、胡椒粉、精盐、味精和匀，掺入肉末制成馅。

③把馅包入饺皮内，即成野菌鲜饺，上笼蒸10分钟即可。

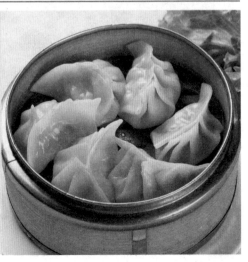

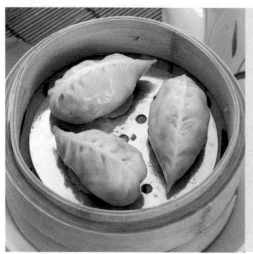

云南小瓜饺

【原材料】云南小瓜50克、猪肉20克、虾仁10克、面粉100克。

【调味料】盐、味精、糖、麻油、胡椒粉各少许。

【做法】

①将面粉加水，揉成面团，擀成面皮。

②小瓜洗净切粒，焯水，脱水去味。

③猪肉、虾仁洗净切小粒，与小瓜拌匀，加盐、味精、糖、麻油、胡椒粉搅匀成馅料。

④将馅料包入面皮中，捏成型，蒸3 4分钟即可。

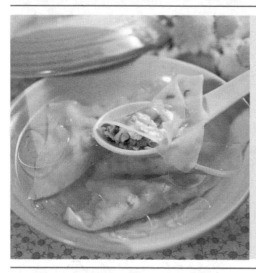

鸡蛋馄饨

【原材料】鸡蛋1个、韭菜50克、馄饨皮50克。

【调味料】盐5克、味精6克、白糖8克、香油少许。

【做法】

①韭菜洗净切粒；鸡蛋煎成蛋皮，切丝。

②将韭菜、蛋丝放入碗中，调入盐、味精、白糖、香油拌匀成馅料。

③将馅料放入馄饨皮中央，取一角向对边折起，折成三角形状，将边缘捏紧即成生坯。

④锅中注水烧开，放入馄饨，盖上锅盖煮3分钟即可。

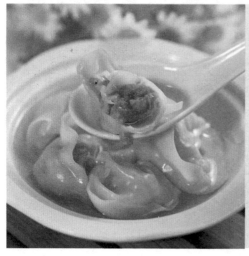

虾米馄饨

【原材料】虾米50克、猪肉馅30克、韭黄25克、馄饨皮100克。

【调味料】盐5克、味精5克、糖10克、胡椒粉少许、香油5克。

【做法】

①韭黄洗净切粒；虾米洗净；将除馄饨皮外的所有用料放入碗中拌匀成馅料。

②将馅料放入馄饨皮中央，将皮边缘从一端向中间卷，卷至皮的一半处，再将两端捏紧即成生坯；锅中注水烧开，放入包好的馄饨，盖上锅盖煮3分钟即可。

金银馒头

【原材料】面团200克。

【做法】

①面团揉匀，两手向外揉搓至面团成粗细均匀的长条，用刀切成20克重一个的馒头生坯。

②蒸笼底部刷油，摆入切好的馒头，盖上湿布，醒发15分钟。

③上笼蒸熟，取出，一半入油锅中炸至外皮呈金黄色，炸好后与另一半一同摆入盘中即可。

【特别提示】炸馒头时油温要控制在六成热。

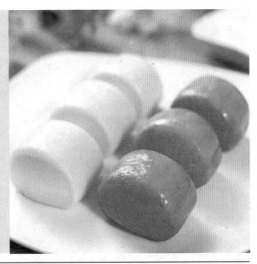

菠汁馒头

【原材料】面团500克、菠菜200克、椰浆10克。

【调味料】白糖20克。

【做法】

①将菠菜叶洗净，放入搅拌机中打成菠菜汁，倒入揉好的面团中，加椰浆、白糖用力揉成菠汁面团。

②面团擀成薄面皮，将边缘切整齐。

③将面皮从外向里卷起，将卷起的长条搓至光滑，再切成大小相同的面团，即成生坯。

④醒发1小时后，上笼蒸熟即可。

【特别提示】搅打菠菜汁时要加入适量水。

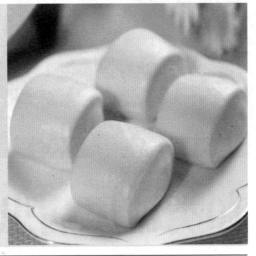

香菇菜包

【原材料】泡发香菇30克、青菜1棵、豆腐干30克、面团200克。

【调味料】葱15克、姜10克、盐5克、胡椒粉3克、味精2克、香油15克。

【做法】

①香菇洗净切末；青菜焯烫，捞出剁碎；豆腐干切碎；葱切花；姜切末；所有材料放入碗里，调入香油、盐、味精、胡椒粉拌匀成馅料。

②面团揉匀，搓成长条，下成小剂子，按扁，擀成面皮；将拌好的馅料放入面皮中间，左手托住面皮，右手捏住面皮边缘，旋转一周，捏成生坯，醒发1小时后，入锅蒸熟即可。

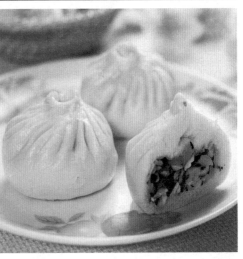

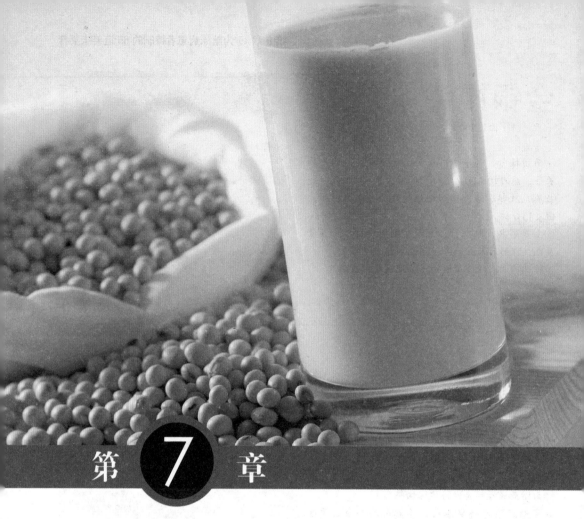

第**7**章

10类糖尿病患者的对症食谱

设计糖尿病食谱的首要工作是在医师的指导下计算出每天所需的总热能和三大营养素的量。这些工作完成之后，即可进行食谱的设计工作了。糖尿病患者除了要遵循本书前面所提到的饮食原则、掌握相应的饮食技巧外，还要根据自身的病情来设计食谱，这样，才能使食疗的功效达到最佳状态。

糖尿病性高血压患者居家调养食谱

如果糖尿病患者同时患有并发性高血压，那么并发心血管疾病的比例比无高血压的糖尿病患者要高出很多。在这种情况下，并发高血压的糖尿病患者极易发生诸如脑血管意外、冠心病、高血压性心脏病、糖尿病性肾脏病变、眼底病变、周围动脉硬化及坏疽等并发疾病。

⊙ 饮食原则

糖尿病性高血压患者的饮食主要以清淡为主。含钙高的食物，如各种豆类、豆制品、核桃、花生、牛奶、鱼、虾等应该多吃；真菌类食品如草菇、香菇、平菇、蘑菇、黑木耳、银耳等对糖尿病性高血压患者也有很好的帮助。另外，有些食物具有降血压的作用，如大蒜、洋葱、胡萝卜、芹菜、芥菜、马兰、茼蒿、茭白、地瓜、绿豆、海带、海蜇、海参、菊花等，也应该常吃。

总的来说，糖尿病性高血压患者必须限制一天的主食量，将每天进食的食物总量严格控制在总热能的摄入标准之内，减轻体重。

过多的食盐对糖尿病性高血压患者有百害而无一利，所以应该控制一天的食盐总摄入量，每日最多不能超过5克。当然，跟其他糖尿病患者一样，糖尿病性高血压患者亦不宜进食动物性油脂及胆固醇含量很高的食物，如猪肉、猪肝、猪腰子、蛋黄、鱼丸、螃蟹等。

⊙ 食谱举例

下面我们给出一份糖尿病性高血压患者的食谱，以供人们参考。

早餐： 高纤维馒头50克，不加糖牛奶200克，煮鸡蛋1个，海米拌菠菜110克（海米10克，菠菜100克）。

加餐： 水果100克，以鸭梨为佳。

午餐： 米饭100克，肉丝炒芹菜150克（瘦猪肉：芹菜=1：2），海带豆腐汤250克（豆腐：水发海带=4：1）。

加餐： 水果100克，以苹果为佳。

晚餐： 小米粥25克（干质），高纤维馒头75克，清蒸鲤鱼100克，炒小白菜300克。

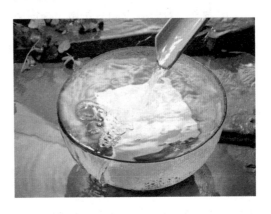

糖尿病性肾病患者居家调养食谱

糖尿病性肾脏疾病也是糖尿病的严重并发症之一，是糖尿病患者最重要的致死因素之一。

患糖尿病的人，全身血管都会受到不同程度的影响。肾血管作为人体血管之一，幸免于难的机会同样很小。肾血管一旦发生病变，就会导致肾脏出现多种疾病的症状，医学上称这种由糖尿病引起的肾脏疾病为糖尿病性肾病。

⊙饮食原则

对糖尿病性肾脏病的治疗，除了必要的药物治疗之外，饮食方面的调理同样显得极其重要。合理而有效的饮食疗法既有助于减轻肾脏的负担，又有益于糖尿病的控制，还能减少药物用量。

限制食用对肾脏有刺激作用的食物如辣椒、芥末。

推荐食用具有降压作用、降血脂作用的蔬菜，如芹菜等。

应当限制膳食中饱和脂肪酸的含量，伴有贫血时，可补充富含铁、维生素B_{12}、叶酸等食物，如菠菜、木耳等。

主食每日进食250～350克，蔬菜可以多吃。对于有蛋白尿，但肾功能正常者，每日蛋白质的摄入量以80～100克为宜，而且以优质动物蛋白为主。

提倡低盐或者无盐饮食。

不要盲目限制饮水，要根据水肿、血压等变化情况，再确定水的摄入量。

⊙食谱举例

早餐：面饼50克，牛奶麦片粥75克（牛奶∶麦片=2∶1），生拌黄瓜100克。

加餐：水果100克，以香蕉为佳。

午餐：大米粥100克（干质），西红柿炒鸡蛋150克（西红柿∶鸡蛋=2∶1），清炒油菜100克。

加餐：水果50克，以苹果为佳。

晚餐：麦片粥100克（麦片∶精肉=3∶1），生拌粉丝虾仁菠菜150克（菠菜∶粉丝∶虾仁=10∶1∶1），炒苦瓜100克。

我们已经知道糖尿病患者控制饮食的目的是减轻胰岛β细胞的负担。对于并发肾病的糖尿病患者，在进行饮食控制时，还需考虑尿蛋白的丢失和肾功能的状况。

糖尿病孕妇居家调养食谱

糖尿病孕妇是很特殊的患者。一方面，作为糖尿病患者每天的饮食必须得到有效的控制；另一方面，因为胎儿生长发育的需要，如果营养跟不上，就会对胎儿的发育造成极为不利的影响。所以，糖尿病孕妇的饮食疗法就显得特别重要了。

⊙饮食原则

糖尿病孕妇在怀孕的前三个月的饮食控制原则与一般糖尿病病人无异。怀孕三个月以后胎儿生长速度很快，病人对热量特别是蛋白质的需要量大增，每天主食可掌握在300克左右，甚至可达400克。每天每千克体重摄取蛋白质1.5～2克为宜，因为糖尿病孕妇可能会有"加速饥饿状态"，也就是说每顿吃不多，但是容易饿的情况，所以强调少量多餐，每天吃4～6顿比较好。

同时注意食物中钙、铁、碘等元素的补充，多吃一些蛋类、乳类和新鲜蔬菜。

另外值得提醒的是，有些糖尿病孕妇在怀孕期间过分强调营养，结果吃得太多太好，体重增加过多，这样对血糖控制，

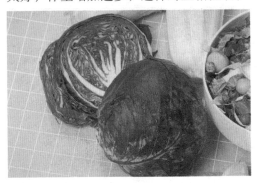

特别是产后血糖的控制不利。糖尿病孕妇要勤测体重，使整个怀孕期间体重的增加量在10～12千克。

⊙食谱举例

下面给出一份食谱，以供参考。

早餐：牛奶250克，煮鸡蛋50克（1个），馒头20克，醋拌黄瓜条30克。

加餐：卤豆腐脑200克。

午餐：杂面糕70克（玉米面：面粉=5：2），猪肝炒青椒200克（猪肝：青椒=1：1，外加黑木耳10克混炒），豆腐拌芝麻酱150克（豆腐：芝麻酱=10：1）。

加餐：牛奶250克。

晚餐：小米煮黄豆饭50克（小米：黄豆=3：2），炖鸡100克，清炒绿豆芽100克，黄瓜汤70克。

夜宵：素馅饼(韭菜100克,面粉60克)。

如果按照这个食谱为糖尿病孕妇提供每天的食物，那么它能为孕妇提供能量7368千焦。如果孕妇体质较差，显得清瘦，就可在此基础上略微增加主食的分量。

糖尿病性高脂血症患者居家调养食谱

所谓高脂血症是指血液中的三酰甘油、胆固醇升高。所谓控制血脂就是要使升高的三酰甘油、胆固醇和低密度脂蛋白水平有所下降，高密度脂蛋白水平逐渐升高，以预防血管并发症的发生和发展。

⊙饮食原则

饮食要清淡，应当限制动物脂肪摄入量，适当增加植物油摄入量。一般要使每天食物中脂肪提供的热量保持在总热量的30%左右。

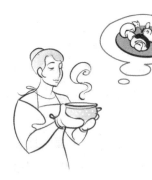

一般每天摄入油脂总量不宜超过75克，其中植物油不超过50克，动物油不超过25克。最好少吃油炸食品，少吃煎、炒食品，而多吃煮、蒸和凉拌食品，以减少每天脂肪的摄入量。

膳食中蛋白质应占16%～25%，充足的蛋白质供给可避免身体虚弱，并且有利于血脂改善。应进行低糖类膳食，每日供给量以100～200克为宜，但不能低于50克，否则易出现酮症酸中毒。

多吃一些富含纤维素的膳食，例如粗粮、蔬菜等，以有利于降低血脂和增加饱腹感。

⊙食谱举例

早餐：主食50克，牛奶250克，拌瓜丝（黄瓜75克，豆腐干30克）。

午餐：主食50克，馄饨汤（面粉50克，瘦猪肉20克），炒葱头（葱头100克，瘦猪肉10克），菠菜粉丝（菠菜100克，粉丝10克），熘豆腐（豆腐100克）。

晚餐：主食75克，玉米糁子粥（玉米75克），炒小白菜（小白菜100克），什锦小菜（胡萝卜20克，芹菜20克，青萝卜20克，圆白菜20克）。

餐后：水果100克。

全日烹调用油20克。

全日总热量约6736.2千焦（1610千卡）。

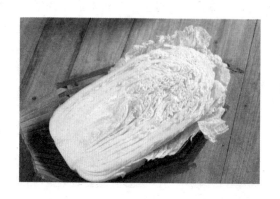

糖尿病并发骨质疏松症患者居家调养食谱

糖尿病患者发生骨质疏松症时，常有腰背、髋部疼痛或持续性肌肉钝痛，严重者在稍遇外力时极易发生骨折，骨折后可能带来一系列并发症，给患者日常生活带来极大的不便，甚至会危及生命。因此，及时治疗骨质疏松症非常重要。

⊙饮食原则

研究发现，糖尿病常规饮食食谱中的钙、镁、锌含量明显不足。因此，对于糖尿病患者来说，除很好地控制糖尿病外，增加摄入尤其是摄入含钙丰富的食物，将是预防、延缓和治疗骨质疏松症的关键。药用钙片的含钙量及服后肠吸收率均低，如按照成年人每日需要 1000 毫克钙计算，任何患者都无法经口摄入如此大剂量的钙制剂。所以从饮食中补充钙显得尤为重要，通过补充富含钙的食物或钙剂以达到

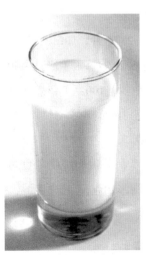

这一摄取量，牛奶和其他奶制品，富含钙质的蔬菜、豆类等宜经常食用。不过，有些蔬菜虽富含钙，但也含有草酸，会在一定程度上阻止钙的吸收。

⊙食谱举例

早餐：主食50克，新鲜牛奶250毫升，醋鸡蛋1个，拌黄瓜丝（黄瓜100克）。

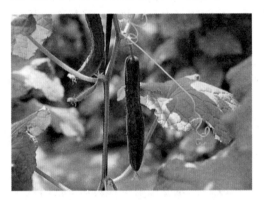

午餐：主食100克，西红柿炒牛肉（牛肉50克，西红柿250克），素炒油菜（油菜100克），紫菜汤（紫菜10克）。

晚餐：主食75克，排骨汤（排骨150克），香干素炒青菜（香干50克，青菜100克）。

加餐：水果100克。

全日烹调用油20克。

全日总热量约7949.6千焦（1900千卡）。

糖尿病并发肺结核患者居家调养食谱

糖尿病并发肺结核是糖尿病的特殊感染，多见于中、老年糖尿病患者，发病急骤、进展迅速，病情不易控制。因为糖尿病并发肺结核是进行性消耗性疾病，患者有体重减轻、食欲不振等表现，所以，宜选择高蛋白、富含维生素及具有润肺祛痰等功能的食物。

⊙饮食原则

一般而言，肺结核病属于消耗性疾病，对饮食的要求较高，原则上是增加营养，多吃高蛋白、高热量、高糖类食物，以增强抵抗力，补偿因疾病引起的消耗。但是，糖尿病并发肺结核时，高热能、高糖类饮食，必然会使血糖升高，加重病情。所以，糖尿病并发肺结核时，既要顾及糖尿病本身，又要兼顾结核病变，在饮食方面一定要非常慎重。

蛋白质是参加组织代谢和结核病灶修复必不可少的原料，应提倡高蛋白的饮食。糖尿病要限制糖类，结核病则需要多吃糖类提供能量。此时，膳食中糖类的量不要限制得太死，尽量不吃或少吃含单糖或双糖的食物，如冰激凌、甜点心、饮料等。

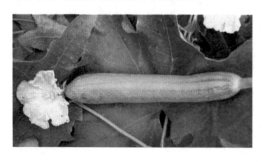

维生素A能提高机体的抵抗力，B族维生素和维生素C参与体内代谢，还有增进食欲、健全肺部和血管等组织的作用。维生素D可帮助钙质吸收，而钙质是结核病灶钙化所不可缺少的物质。因此，钙质和维生素的供应量必须充足，含钙丰富的食物，如牛奶、虾皮等；含维生素丰富的食物，如新鲜的蔬菜、香菇、粗杂粮等。

⊙食谱举例

早餐：主食50克，牛奶250毫升，煮鸡蛋1个（鸡蛋50克）。

加餐：白木耳汤200毫升，加白糖5克。

午餐：主食100克，炒荤素（瘦猪肉50克，豆腐干50克，胡萝卜100克），黑木耳丝瓜汤（黑木耳10克，丝瓜50克）。

加餐：梨汁50克。

晚餐：主食75克，笋尖焖豆腐（豆腐100克，笋尖10克，海米10克，口蘑5克）。

加餐：苹果50克。

全日烹调用油20克。

全日总热量约8368千焦（2000千卡）。

糖尿病并发支气管炎患者居家调养食谱

气管炎是糖尿病常见的伴发症（伴随病）之一。因此，宜多选择中性食物，鼓励患者多饮水以助祛痰润肺；保证优质蛋白质的供给，以提高机体抗感染的能力。

⊙饮食原则

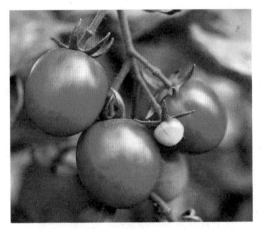

饮食要清淡，多食富含维生素C、B族维生素的食物，例如黄瓜、苦瓜、西红柿、胡萝卜等，以提高患者的免疫能力。

忌食油腻、肥肉食品，少吃助火生痰、耗津伤液的食物，如羊肉、牛肉、鸡肉、甲鱼等。

可采用中药治疗，食用健脾养阴、生津化痰的药食两用之品，如山药、白扁豆、天花粉、枸杞子、香菇、灵芝、蘑菇等。

⊙食谱举例

早餐：馒头75克，豆浆200毫升，榨菜丝10克，咸鸭蛋1个。

午餐：大米饭100克，木耳丝瓜汤（木耳10克，丝瓜15克），红烧鱼（白鲢鱼100克）。

晚餐：面包50克，大米稀饭50克，酱牛肉50克，素炒小白菜（小白菜100克）。

加餐：水果100克。

全日烹调用油20克。

全日总热量约7112.8千焦（1700千卡）。

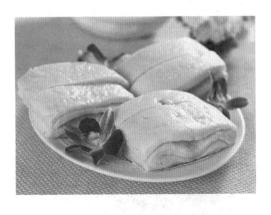

糖尿病并发便秘患者居家调养食谱

便秘因病因不同可分为痉挛性、梗阻性、无力性三种，其中无力性便秘是因腹壁及肠道肌肉收缩无力造成，最常见于老年人。尤其是糖尿病患者，高血糖导致肠道神经功能紊乱更加容易引起排便困难，或者腹胀、腹痛，非常痛苦。

⊙ 饮食原则

增加膳食纤维的摄入，每日吃一顿粗粮，多吃蔬菜、海藻类、魔芋等食品。

鼓励多饮水，晨起空腹1杯淡盐水，对防治便秘会非常有效。

维生素B_1保护胃肠神经和促进肠蠕动，多吃些富含维生素B_1的食物如粗粮、麦麸、豆类、瘦肉等。

适当食用莴笋、萝卜、豆类等产气食物，刺激肠道蠕动，以利于排便。

适量增加运动，尤其锻炼腹肌力量，也可每日增加提肛运动。

不用或减少用刺激性食物或调味品如辣椒、咖喱粉、浓茶等。必要时采用药物通便措施，但注意应选择作用相对缓和的药物，如通便灵、麻仁润肠丸、新清宁片，少用强泻剂如番泻叶、酚酞（也称果导）等，同时用量不要太大，防止出现腹泻。长期服用泻药，可使肠道肌肉松弛变形，反而会加重便秘。

注意：应用通便药物只是为了帮助培养定时排便的良好习惯。在用通便药期间，每日夜间睡前服用一次，次日早晨空腹定时排便一次，久而久之可以养成排便习惯，就不再需要借助药物了。

⊙ 食谱举例

早餐： 麦麸饼干50克，豆浆250毫升，煮茶蛋（鸡蛋50克），炝芹菜（芹菜100克）。

午餐： 大米饭100克，炒黄豆芽（黄豆芽100克，瘦猪肉10克），洋葱肉片（洋葱100克，牛肉20克），紫菜汤（紫菜10克，小白菜叶30克）。

晚餐： 主食75克，豆角炖肉（豆角100克，肥瘦肉30克），排骨萝卜汤（排骨50克，萝卜100克）。

全日烹调用油25克。

全日总热量约7112.8千焦（1770千卡）。

糖尿病并发尿路感染患者居家调养食谱

　　由于糖尿病患者的高血糖及代谢紊乱，导致白细胞吞噬功能、趋化作用及杀菌能力降低，从而使患者容易发生尿路感染。另外，由于糖尿病患者自主神经病变导致膀胱和输尿管的运动能力降低、排尿异常、尿潴留等也容易产生尿路感染。

⊙饮食原则

　　多吃清热解毒、排尿利湿的食物，如绿豆、赤小豆、冬瓜、苦瓜、马兰、马齿苋、白茅根、菊花等。

　　大量饮水，大量排尿有利于减少细菌在尿路停留繁殖的机会。

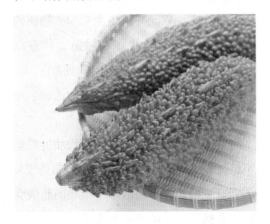

　　禁止食用生热助火生痰、对尿路有刺激作用的食物，如胡椒、狗肉、羊肉及油腻食物，以免加重炎症反应。

　　可适量饮用米醋或矿泉水，以调整尿液的酸碱度，达到抑制细菌繁殖的目的。

⊙食谱举例

　　早餐：主食50克，鸡蛋汤（鸡蛋1个），雪里蕻烧豆腐（豆腐100克，雪里蕻50克）。

　　加餐：豆浆250毫升。

　　午餐：主食100克，素炒豆芽菜（绿豆芽100克），土豆烧牛肉（牛肉100克，土豆50克），紫菜汤（紫菜10克，小白菜叶20克）。

　　加餐：牛奶200毫升（无糖）。

　　晚餐：主食75克，拌苦瓜丝（苦瓜100克），菠菜豆腐汤（菠菜50克，豆腐50克）。

　　全日烹调用油15克。

　　全日总热量约6966.3千焦（1665千卡）。

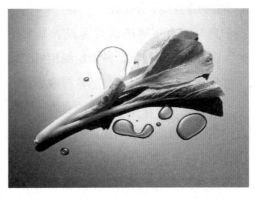

糖尿病性脂肪肝患者居家调养食谱

　　成年型糖尿病性脂肪肝与肥胖型糖尿病有关，约有50%的糖尿病患者并发脂肪肝。通过限制脂肪和糖类的摄入及补充适当的优质蛋白质，可以使脂肪肝细胞内的脂肪消耗，起到保护肝细胞、促进肝细胞的修复和再生作用。

⊙饮食原则

　　总原则：①严格戒酒；②多摄入高蛋白、低糖类、低脂肪的饮食；③多摄入富含维生素、矿物质及膳食纤维的饮食。但要获得饮食疗法的最佳效果，还需与药物疗法、运动疗法和改变不良生活方式等相结合。

　　糖尿病性脂肪肝患者的饮食治疗较为复杂，除了掌握一般的治疗原则之外，在日常饮食中，还需要了解"宜"与"忌"，即哪些食物宜吃，哪些食物忌吃。这对控制病情，防止糖尿病并发症的发生、发展，促进脂肪肝的康复均十分有益。

　　宜养成有规律的饮食习惯，做到定时、定量、细嚼慢咽，做到粗细粮搭配。忌过量摄食、暴饮暴食、随意摄取零食以及过分追求高营养和调味浓的食物，晚饭应少吃，临睡前切忌加餐，以免导致体内脂肪过度蓄积，加重肝脏的负担。

　　饮食宜清淡，并适当增加膳食纤维的摄入量，以每天食用新鲜绿色蔬菜500克左右为宜。膳食纤维可促进肠道蠕动，有利于排便，它与胆汁酸结合，可增加粪便中胆盐的排出，有降低血脂和胆固醇的作用；它可降低糖尿病患者空腹血糖水平；还可增加饱腹感，防止能量超标，有利于患者接受饮食管理。忌长期摄入过量高膳食纤维饮食，以免导致维生素和矿物质的缺乏。忌过咸，以免水钠潴留，体重增加，一般每天食盐摄入量以4~6克为宜。

　　宜食富含必需氨基酸的动物蛋白，如鱼类、瘦肉、牛奶和鸡蛋清等。

　　宜适量摄入植物油类，植物油的总量不超过20克。因植物油富含不饱和脂肪酸及必需氨基酸，以多摄取单不饱和脂肪酸食物（如橄榄油、菜子油和茶油）为佳。需

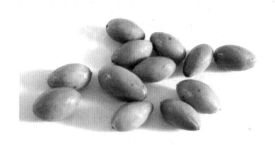

要提醒的是，脂肪是人体健康所必需的，脂肪肝患者饮食中仍要含适量的脂肪。在控制脂肪摄入的同时，还要适当限制糖类的摄入。因为，如果摄入脂肪减少，而糖类物质摄入过多，机体仍可利用糖类或氨基酸来合成脂肪。忌高动物脂肪、高胆固醇饮食。因为它可加重脂肪肝的病情，并促使脂肪肝向肝硬化发展，故必须控制其摄入量，但也不是越低越好，也不可过低。另外还应忌吃动物内脏（如动物的肝、肠等）、鸡皮、肥肉及鱼子、蟹黄。

宜吃富含维生素及微量元素硒的食物。微量元素硒与维生素E联用，有调节血脂代谢、阻止脂肪肝形成及提高机体氧化能力的作用，对血脂紊乱也有一定的防治作用。食物中，如瘦肉、蛋类及海产品等硒和维生素E的含量较高，可获得硒、维生素E联用的效应。

忌油炸煎烤食物，尤其是一些脂肪类食物。如猪肉、牛排、羊肉串、炸花生等，经炸烤、油煎后，会产生一种化学物质（丙烯醛），经血流循环至肝脏后，会损害肝细胞。

宜充分合理饮水。平均每3小时应摄入300~500毫升。不要一次饮水过多，以免给心脏、消化道和肾脏带来负担。睡前、夜间及晨起后饮水，则可降低血液黏稠度，减少心脑血管疾病的发生。饮用水的最佳选择是白开水、矿泉水、净化水及清淡的绿茶、菊花茶等。也可以每天用山楂30克、草决明子15克，加开水冲泡代茶饮。

忌用各种饮料代替饮水。忌吸烟，因为香烟中的尼古丁等有害物质不但会损害肝脏，还会对微循环、呼吸系统等有害，不利于脂肪肝患者的康复。

⊙食谱举例

早餐：主食50克，豆浆250毫升，红腐乳10克，小咸菜10克。

午餐：主食100克，韭菜炒鸡蛋（韭菜100克，鸡蛋50克），菠菜牛肉丝（菠菜100克，牛肉50克），西红柿鸡蛋汤（西红柿50克，鸡蛋20克）。

晚餐：莜麦面饼50克，小米粥50克，花椰菜炖肉（花椰菜100克，猪肉50克），腐竹炒芹菜（腐竹50克，芹菜100克）。

全日烹调用油15克。

全日总热量约6945.4千焦（1660千卡）。

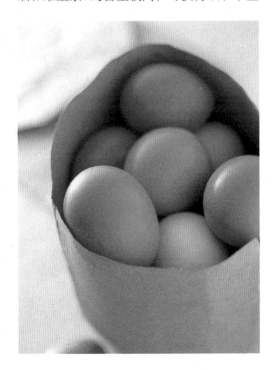

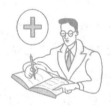